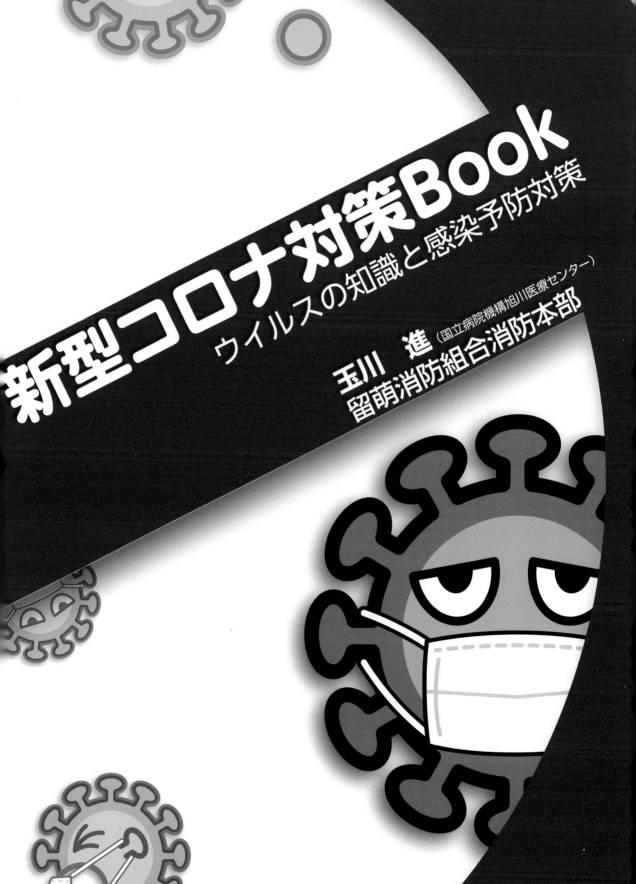

新型コロナ対策Book

ウイルスの知識と感染予防対策

玉川　進（国立病院機構旭川医療センター）
留萌消防組合消防本部

近代消防社

はじめに

　2020年の初めに中国武漢市で新型コロナウイルスがニュースになった時には、過去のSARSと同じく、数か月経ったら収束するだろうと私は楽観視していました。コロナウイルスはありふれた感冒のウイルスであることからも、夏には消滅しているだろうと。しかし現実には夏になっても国内で患者は発生し、冬になって患者数は増加、現在第三波を迎えています。私の予想は楽観的過ぎたようです。

　もう新型コロナウイルスが消滅することはありません。私たちはこのウイルスと一緒に生きていくしかないのです。

　この本は、新型コロナウイルスについて解説したものです。類書は多く出ているものの、それらは専門書か生活雑誌のどちらかで、基本的なウイルス学から生活の注意点までを網羅したものはありませんでした。私たちは執筆段階での最新の情報をこの本に詰め込み、この本だけで新型コロナウイルスの知識が十分得られるよう心がけました。

　本の執筆にあたっては、いままで多くの本・論文を発表している北海道・留萌消防本部の協力を得ました。施設の取り組みでは「ひだまりの里」以外にも、匿名で取材に応じていただいた施設が複数あります。この場を借りてお礼申し上げます。

　この本が皆様の役に立つことを願っています。

令和２年12月吉日
旭川医療センター　玉川進

第2章　感染防ぎょ編

第3章　新型コロナウイルス感染症に対する各施設の取組

第4章 新しい生活様式

第1章
基礎編

第1 新型コロナウイルスとは

(1) ウイルスとは

　ウイルスは、遺伝子情報である核酸とそれを保護する蛋白からなる極小の構造体です。大きさはわずか0.1μm（マイクロメートル）（=0.0001mm）程度しかありません（図1-1）。他の細胞に侵入することで自己を複製します。**自分自身では自分を複製できない**ので、生物ではないとされることもあります。

　ウイルスの基本的構造は核酸（ヌクレイックアシド，nucleic acid）とそれを包む蛋白であるカプシド（capsid）からなります。これをヌクレオカプシドと言います（図1-2）。種類によってはその外側に外殻（エンベロープ，envelop）を持つものもあります（図1-3）。

　核酸はDNA（デオキシリボ核酸，deoxyribonucleic acid）もしくはRNA（リボ核酸，ribonucleic acid）のいずれかを持っています。RNAはウイルス以外では、タンパク質を作る過程でDNAからの情報を媒介する役割を持っており、DNAを持たずRNAだけを持つのはウイルスだけであることから、ウイルスは進化の過程で**細胞から余分なものを取り去った**と考えられています。

図1-1 ウイルスの大きさ

普通の顕微鏡では見ることはできず、形を見るには電子顕微鏡が必要です。

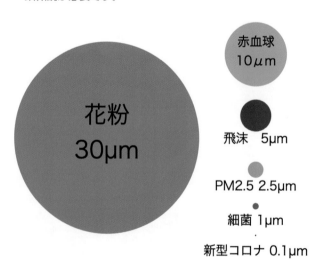

図1-2 ウイルスの基本構造

カプシドの中に遺伝子情報である核酸が入っています。ノロウイルスがこの形です。

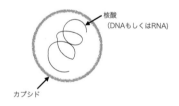

図1-3 外側に殻を持つウイルスもある

新型コロナウイルス、インフルエンザウイルスがこの形です。

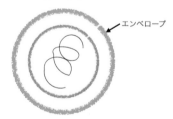

(2) コロナウイルスとは

コロナウイルスとは、一本鎖プラスRNAウイルスです。ニドウイルス目コルニドウイルス亜目コロナウイルス科に属します。ニドウイルス目は一本鎖+RNAを遺伝子として持つものの総称です。

さらにコロナウイルスはα-、β-、γ-、δ-の4種類に分類されています。

コロナウイルスは分かっているだけでも40種類以上あります。そのうちヒトに感染するウイルスは7種類あります（表1-1）。7種類のうち、4種類は風邪のウイルスとしてありふれたもので、残りの3つが**SARS**[*1]、**MERS**[*2]、**新型コロナウイルス**[*3]です。

コロナウイルスの発見は1931年の鶏が最初で、ヒトへの感染は1960年に確認されています。当初は別の名前でしたが、電子顕微鏡で捉えられた姿が王冠に似ているため、次第にコロナウイルスと呼ばれるようになりました。

* 1 　SARS：Severe Acute Respiratory Syndrome（重症急性呼吸器症候群）。ウイルスの固有名詞はSARS-CoV
* 2 　MERS：Middle East Respiratory Syndrome（中東呼吸器症候群）。ウイルスの固有名詞はMERS-CoV
* 3 　新型コロナウイルス：ウイルスの固有名詞はSARS-CoV-2。SARSウイルスの近縁であることからこの名前が付いています。「新型コロナウイルス感染症」という病名はCOVID-19（コビッドナインティーン）と呼びます。CO=corona（コロナ）、VI=virus（ウイルス）、D=disease（病気）、19=2019年に初めての報告があったことから名付けられました。

表1-1　ヒトに感染するコロナウイルス

	HCoV-229E HCoV-OC43 HCoV-NL63 HCoV-HKU1	SARS-CoV （SARSウイルス）	MERS-CoV （MERSウイルス）	SARS-CoV-2 （新型コロナウイルス）
臨 床 症 状	感冒（カゼ）	軽傷から死亡まで	軽傷から死亡まで	無症状から死亡まで
受 容 体		ACE2[*1]	DPP-4[*2]	ACE2
宿 主	ヒト	コウモリ	ラクダ	コウモリ
発 生 年	毎年	2002-2003	2012-現在	2019-現在
起 源	世界中	中国広東省	サウジアラビア	中国湖北省
感 染 者	多数	8,096人	2,494人	6,730万人
基礎再生産数	不明	2～5	1以下	1.6～4.2
死 者	不明	774人	858人	154万人
死 亡 率	不明	9.5%	34%	2.3%

* 1 　ACE2：Angiotensin / converting / enzyme2. アンシオチンシン変換酵素Ⅱ。血圧調節に関連する酵素。
* 2 　DPP-4：Dipeptidyl / Peptidase-4. 腸管ホルモンの一種。

(3) 構造

コロナウイルスは電子顕微鏡では大きなトゲを
持った特徴的な形として紹介されています。その
トゲが**王冠**（crown）に見えることから、王冠の
ギリシャ語である「corona」と名付けられました
（写真1-1）。ストーブやガス湯沸かし器の株式
会社コロナ、1957年から2001年まで販売が続いた
トヨタ自動車株式会社の乗用車、コロナも同じ由
来です。

ウイルスの構造を図1-4に示します。最も大切
な遺伝子情報であるRNAをヌクレオカプシドタ
ンパク（N蛋白[*1]）が包み込んで、ウイルスの基
本構造であるヌクレオカプシドを形成していま
す。その外側には宿主の細胞膜由来であるエンベ
ロープ（外殻）があり、エンベロープを貫いてS
蛋白[*2]とHE蛋白[*3]が表面に露出しています。特
徴のあるトゲはS蛋白を見ているものです。エン
ベロープの形を保つようにM蛋白[*4]とE蛋白[*5]が
エンベロープ内に存在します。

エンベロープはもともとは宿主の細胞膜を身に
纏ったもので、脂質（油）からできています。

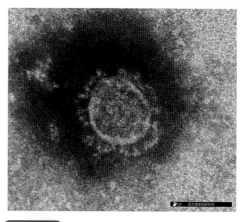

写真1-1 コロナウイルスの電子顕微鏡写真
特徴的なトゲが見えます。
（出典／国立感染症研究所WEBページより）

図1-4 コロナウイルスの構造

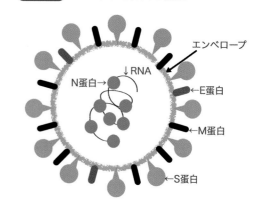

* 1 **N蛋白**：nucleocapsid protein
* 2 **S蛋白**：spike glycoprotein
* 3 **HE蛋白**：hemaglutinin-esterase dimer
* 4 **M蛋白**：membrane protein
* 5 **E蛋白**：envelop protein

(4) 感染の仕組み

新型コロナウイルスが細胞膜のACE 2受容体にウイルスのトゲの部分（S蛋白）が結合する
と、ウイルスの外殻と細胞の細胞膜が融合して細胞内に引き込まれ、ウイルスのRNAが細胞
質に放出されます（図1-5）。

入り込んだウイルスRNAは自分の複製用のRNA（RNAマイナス）を作るとともに、自分の
体を構成する蛋白を作らせるための命令蛋白（メッセンジャー RNA）を何種類か作ります。
できあがった蛋白はこれもまたウイルス由来の蛋白によって切断され、体を構成する蛋白が完
成します。最後にそれらがまとまり、細胞外に放出されます。

図1-5　感染の仕組み

(1)　細胞膜のAEC2受容体にS蛋白が結合すると、
(2)　ウイルスが細胞膜に包まれ細胞内に入ります。
(3)　ウイルスを包んでいる膜がウイルス外殻と癒合し、ウイルスのRNAが細胞質に放出されます（図1-6）。

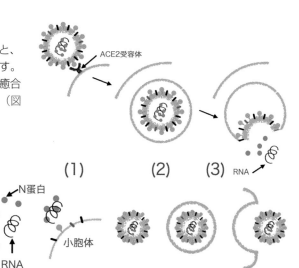

図1-6　ウイルス放出の仕組み

(1)　複製されたRNAはN蛋白と結合してヌクレオカプシドが作られます。
(2)　小胞体では構成蛋白が作られます。
(3)　その後それらの蛋白を用いてコロナウイルスが組み立てられ、
(4)　脂質膜を周りにまとい細胞膜へ移動し
(5)　細胞膜から放出されます。

(5)　コウモリからの変異

　ウイルスは種特異性が高く、種を超えて感染することはありません。**遺伝子が変異**することで他の種に感染できるようになります。

　今回の新型コロナウイルスの遺伝子解析では、このウイルスは**コウモリ**固有のコロナウイルスから変異したことが示されています。キクガシラコウモリが持っていたウイルスがセンザンコウなどの動物に感染し、その動物を扱っていた武漢華南海鮮卸売市場（中国・武漢市）に出入りする人たちに感染したのが最初と考えられています（図1-7）。中国雲南省でキクガシラコウモリから採取したコロナウイルスと新型コロナウイルスの遺伝子情報が96％一致したこと、センザンコウから検出したコロナウイルスの配列が新型コロナウイルスと85〜99％一致したというのがその理由です。ただし、海鮮卸売市場が発祥元であるという報道については、最初の患者は海鮮卸売市場とは関係ない人物であったとの情報もあり、真相はわかっていません。

図1-7　新型コロナウイルスの誕生

キクガシラコウモリ固有のコロナウイルスがセンザンコウに感染し、センザンコウを扱った市場の従業員に感染したとされていますが、最初の患者は市場とは関係ないという報告もあります。

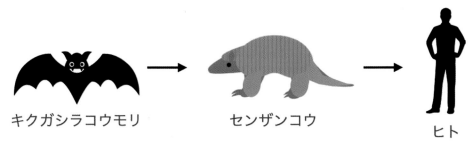

キクガシラコウモリ　　　　センザンコウ　　　　ヒト

ウイルスは、一定の頻度で変異を起こします。遺伝子情報を比較することで、現在のウイルスがどの時点で祖先のウイルスから分岐したか推定できます。新型コロナウイルスについては発生が2019年11月17日頃（誤差範囲は8月27日〜12月29日）もしくは2019年12月5日（誤差範囲は11月6日〜12月13日）との報告がありますが、次の「感染の状況（疫学）」とは矛盾する結果でもあります。

(6)　感染経路

1）**飛沫感染**（写真1-2）：感染者の痰やつばが咳や発声によって飛ばされ、それを健常人が鼻や口から**吸い込む**ことで感染します。マスク着用は感染者が飛沫を吐き出す量を減らすため、1.5〜2mのソーシャルディスタンス（社会的距離）が提唱されています。

2）**接触感染**（写真1-3）：感染者がウイルスをドアノブなどにつけた後で、健常人がドアノブを触れます。次にその指で鼻や口を**触る**ことで感染します。手洗いは接触感染を減らすために提唱されています。

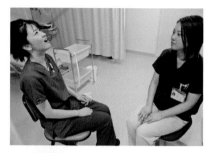

写真1-2　飛沫感染

感染者の痰やつばが咳や発声によって飛ばされ、それを健常人が鼻や口から吸い込むことで感染します。

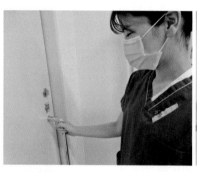 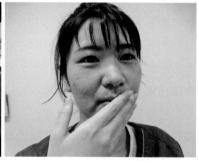

写真1-3　接触感染

（写真左）ウイルスが付いた指で、（写真右）鼻や口を触ることで感染します。

3）**空気感染**（写真1-4）：直径5μm以上の飛沫は水分が多く重いためすぐ床に落ちます。飛沫の水分が抜けた飛沫核は5μm未満となり、いつまでも**空気中に浮いて漂い**、それを吸い込むことで感染します。

　マスコミでは、「エアゾル感染」「エアロゾル感染」「マイクロ飛沫感染」という言葉を使っています。飛沫の小さくなったものが空気の流れによって遠くまで達して感染を起こすことを言っており、空気感染のことを指しています。

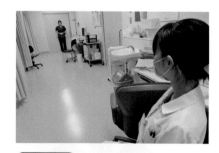

写真1-4　空気感染

空気中に漂う病原体を吸い込むことで感染します。

第2　感染の状況（疫学）

⑴　発生から日本上陸まで

2019年11月17日に中国で最初の新型コロナウイルスと思われる感染者がいたことが報道されています。

2019年12月8日に中国湖北省武漢市の保健機関から原因不明の肺炎患者が初めて報告されました。

2019年12月31日に中国からWHOに報告が行われ、翌日の2020年1月1日に武漢華南海鮮卸売市場が閉鎖されました。

2020年1月9日には中国で初めての死者が報告されました。

2020年1月16日には日本で最初の感染者が報告されました。武漢市に滞在し帰国した30代男性です。経過を表1-2に示します。

表1-2　新型コロナウイルスの経過

2019年	
11月17日	報道で中国で初めての患者
12月8日	中国保健機関から原因不明の肺炎患者の報告
12月31日	中国からWHOへ報告
2020年	
1月1日	感染源と考えられる武漢市の市場が閉鎖
1月9日	中国で初めての死者
1月16日	日本で初めての患者

⑵　封じ込め成功するがヨーロッパから侵入

日本では、2020年3月に武漢市由来のコロナウイルスの封じ込めに成功しましたが、3月以降は海外帰国者によりヨーロッパから持ち込まれたコロナウイルスによる感染症が広がり、一度目のピークが2020年4月10日でした。新規感染者数はいったん減少したのですが、2020年7月1日から再び増加し始め、2020年8月7日に1,595人と第二波のピークを記録しています。さらに2020年10月25日から感染者数が増加に転じ、2020年11月18日には1日の感染者数も2,000人を超えました。

2020年7月からの大流行をもたらしたウイルスを新規の「東京型」とする報道もありますが、新規ウイルスを否定する報道もあり確認できません。日本での経過を表1-3に、患者数の推移を図1-8に示します。

表1-3　日本での新型コロナウイルスの経過

2020年	
1月16日	日本で初めての感染者
2月13日	日本で初めての死者
2月14日	札幌市で道内在住者の感染確認
2月15日	北海道でクラスター多発
2月27日	武漢由来種の感染者ピーク（感染者27人）。これ以降はヨーロッパ由来種へ
2月28日	北海道知事「緊急事態宣言」（〜5月25日）
3月25日	東京都で週末の外出自粛要請
4月7日	7都道府県に緊急事態宣言
4月10日	感染者の第一波ピーク。感染者708人
4月16日	全都道府県に緊急事態宣言
5月14日	緊急事態宣言が39県で解除
5月25日	全国すべてで緊急事態宣言が解除
6月10日	1日の感染患者数再び増加に転じる
8月1日	沖縄県、緊急事態宣言（9月5日時点解除）
8月6日	愛知県、緊急事態宣言（〜8月24日）
8月7日	第二波のピーク。感染者1,595人
10月23日	第三波に突入
11月18日	一日の感染者数が2,000人を超える

図1-8 日本国内での患者数の推移。大型豪華客船「ダイヤモンド・プリンセス号」の感染者は含まず

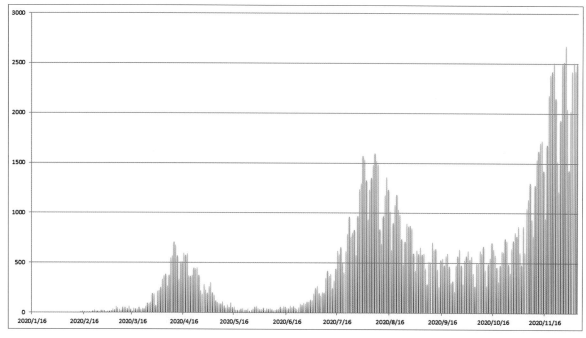

(3) 現在の感染者数

　執筆2020年12月8日時点で日本の累計感染者は16万2,917人、死亡者数は2,259人、世界全体の感染者数は6,732万人、死亡者数は154万人です。国別で感染者数と死亡者数が最も多いのはいずれもアメリカで1,493万人と28万人、ついでインド、ブラジル、ロシア、フランスと続きます（図1-9）。

図1-9 世界の感染者数と死亡者数

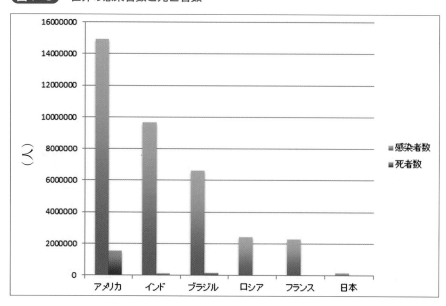

（4）　収束の見通し

　当初はSARS、MERS、新型コロナ以外のコロナウイルスはただの「風邪」症状しか呈しないことから、春になれば収束するのではないかと楽観的な見方をすることもありました。しかしそれは間違いであったことは現在の状況を見れば明らかです。

　収束する可能性は下記の３つです（図１-10）。

集団免疫を獲得する：人口の過半数が免疫を持てば、コロナ患者が他のコロナ患者に感染させる人数は一人未満になり、やがて感染は収束します。実際には人口の７割から９割の人が免疫を持つ必要があります。人口の過半数が感染することは高いリスクを伴います。また感染後の免疫持続期間は６か月持つことが横浜市立大学によって確認されたにすぎません。そのため集団免疫が成立するかどうかもわかっていません。

ワクチンを接種する：受動免疫によって感染を防ぎます。ワクチンはすでにロシアと中国で接種が開始されています。イギリスでは2020年12月８日からアメリカでは2020年12月中に日本でも2021年前半にはワクチン接種が始まります。問題はワクチンによってできた免疫がどれだけ続くかわからないことです。免疫が１年しか持たないようなら１年後にはまた再感染します。

弱毒化する：現在大量の感染者を出しているウイルスが弱毒株である可能性が指摘されています。全てのウイルス感染症は弱毒化に向かいます。宿主を殺してしまうと子孫を増やせないためです。インフルエンザは20世紀初頭のスペイン風邪で大量の死者を出しました。その後香港風邪などの流行を繰り返すたびに弱毒化し、現在は季節性感染症としてありふれた病気となりました。SARSウイルスは弱毒化せずに消滅、天然痘ウイルスも弱毒化せず今は研究室の中だけで生きています。少なくとも現在のインフルエンザ程度に弱毒化すれば、流行の時期だけ適切に対処すればいいことになります。

図1-10　収束するために必要な条件。このどれか一つが必要です

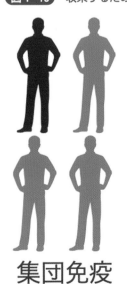
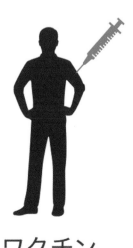
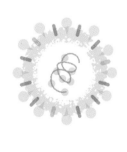

集団免疫　　　　　ワクチン　　　　　弱毒化

第3 感染を防ぐために

感染の仕組みがわかれば対策も立てやすくなります。感染するには3つの要素が必要となり（表1-4）、これらが一つでも欠ければ感染は成立しません。

表1-4	感染の三要素	
(1)	感染源	新型コロナウイルス
(2)	感染経路	ウイルスがヒトの体内に入る経路
(3)	感受生体	ヒト

(1) 感染源

新型コロナウイルスがその場所に存在することです。**ウイルスのいる場所を避ける、ウイルスを殺す**、の2つが当てはまります。

1）人混みを避ける

新型コロナウイルス患者は発熱などの**症状が出る2日前から感染力を持つ**ことがわかっています。また若年者では感染していても無症状の例が多く報告されています。ですので、誰が感染元となるかわかりません、そのため、感染防ぎょとしてはウイルスのいそうな場所に近づかないことが第一です。

現在**ソーシャルディスタンス**が提唱されています。日本では**2m**となっていますが、世界保健機構（WHO）の濃厚接触者の定義では**1m**となっています（写真1-5）。1mの根拠は「飛沫が飛ぶのが1m」だからです。

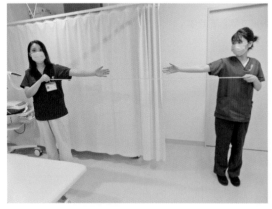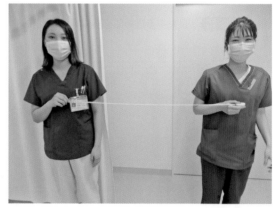

写真1-5　ソーシャルディスタンス

（写真左）日本では2m、（写真右）WHOでは1mです。
実際に巻き尺を持って立ってみると、2mというのは相当な距離感があります。

2）換気する

　感染するためには、ある程度のウイルス数が一度に体に入る必要があります。風が吹いていれば**飛沫は風に流される**ので、感染リスクは少なくなります。人が集まる場所では窓を開けて風通しを確保します（写真1-6）。対角線の窓を2つ開けておくと効果的です。常時の窓解放ができない場合は、**30分に1回**、**5分間**窓を全開にします。通常の冷房は室内の空気をグルグルと回しているだけで空気の入れ替えはされませんので、意識して窓を開ける必要があります。空気清浄機はフィルターの性能がまちまちである上に十分な風量が出ないことから**無効**です。

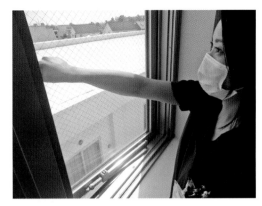

写真1-6　窓を開ける
　　　　　換気すれば飛沫は飛ばされます

3）湿度を保つ

　新型コロナウイルスの近縁であるSARSウイルスは、湿度50％で最も不活性化され、それより高くても低くてもウイルスの不活化の程度は下がることが示されています（図1-11）。冬の室内の湿度は下がります。室内に洗濯物を掛けたり加湿器を使うなどで**湿度を確保**しましょう（写真1-7）。

図1-11　SARSウイルスの2日後の生存率と湿度の
　　　　関係。湿度50％で最も不活性化されます

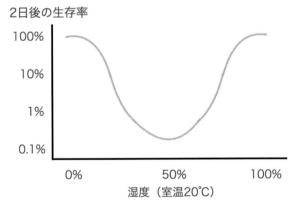

2日後の生存率

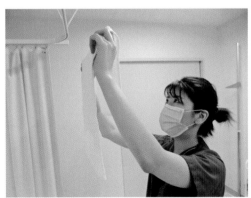

写真1-7　冬は部屋干しなどで室内の湿度を
　　　　　確保しましょう

4）消毒

　新型コロナウイルスは**どんな消毒薬でもよく効きます**。実験では、新型コロナウイルスが長く感染力を保つのはプラスチックやツルツルしたものの表面に付着した場合です（写真1-8-1〜10）。また、多数の感染者が出たため横浜港にずっと停泊していた大型豪華客船「ダイヤモンド・プリンセス号」での調査では、感染者が宿泊していた部屋においてウイルスが検出されたのは浴室内トイレ床13か所（39%）、枕11か所（34%）、電話機8か所（24%）、TVリモコン7か所（21%）、机8か所（24%）でした。このことから、もし感染が疑われる人がいた場合には**トイレ**（特にドアノブ、トイレットペーパーホルダー、水栓レバーもしくは水洗スイッチ、洗浄便座リモコン、便座）と**ツルツルしたもの**を重点的に消毒しましょう（写真1-9-1〜5）。トイレ以外の床と靴裏については汚染部分以外は特別な消毒は不要とされています。

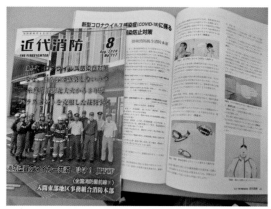

写真1-8-1　紙・ティッシュペーパー（3時間）

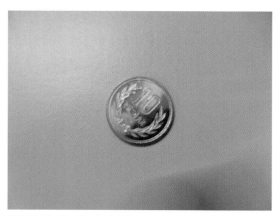

写真1-8-2　銅（4時間）

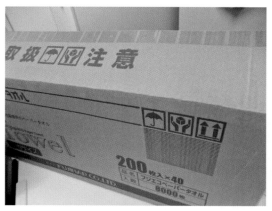

写真1-8-3　段ボール（24時間）

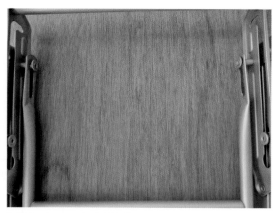

写真1-8-4　木（2日間）

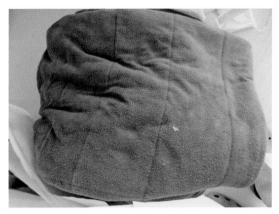

写真１-８-５　布（２日間）

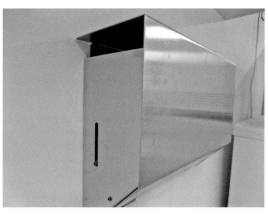

写真１-８-６　ステンレス（２～３日間）

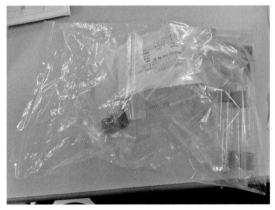

写真１-８-７　ビニール袋（３日間）

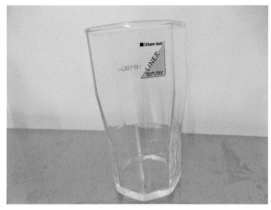

写真１-８-８　ガラス（４日間）

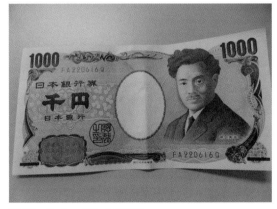

写真１-８-９　お札（４日間）

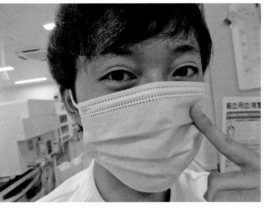

写真１-８-10　マスク表面（７日間）

写真１-８　表面に付着した場合の新型コロナウイルスの活性特続時間

（出典：New Engl J Med, Lancet Microbe）

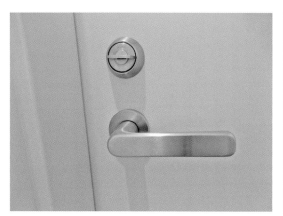

写真1-9-1　ドアノブ

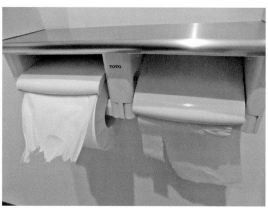

写真1-9-2　トイレットペーパーホルダー

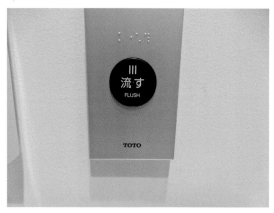

写真1-9-3　水栓レバーもしくは水洗スイッチ

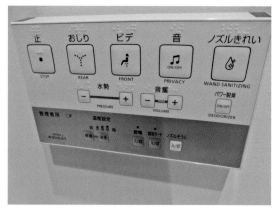

写真1-9-4　洗浄便座リモコン

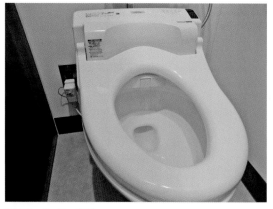

写真1-9-5　便座

写真1-9　感染が疑われる人がいた場合には
トイレを重点的に消毒しましょう

トイレの中でも特に重要なところは5か所です。

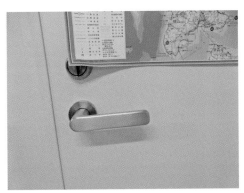

写真 1-10-1　ドアノブ

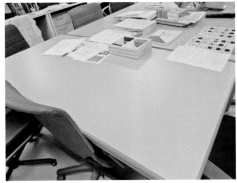

写真 1-10-2　テーブルの天板

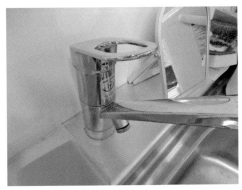

写真 1-10-3　水道の水栓

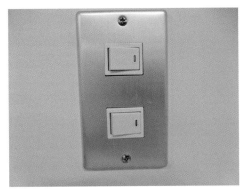

写真 1-10-4　照明のスイッチ

写真 1-10　不特定多数の人が出入りする場所では、ツルツルしていて
人がよく触る場所を重点的に消毒します

　不特定多数の人が出入りする場所では、**ツルツルしていて人がよく触る場所**を重点的に消毒します。ドアノブ、テーブルの天板、水道の水栓（水を出したり止めたりする部分）、照明のスイッチが該当します（写真1-10-1～4）。

　また、スマートフォンやタブレット端末を職場で共有している場合には、他の人に渡す際には表面をアルコールで消毒します（写真1-11）。**タブレット端末**を介した院内感染は札幌市と大分市で報告されています。

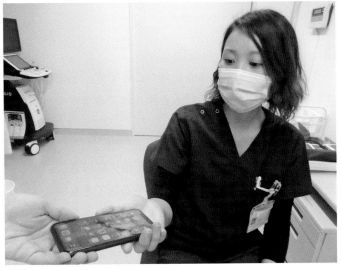

写真 1-11　スマートフォンやタブレット端末を職場で共有している場合には、他の人に渡す際には表面をアルコールで消毒します

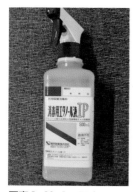

写真 1-12-1　アルコール
写真はイソプロパノール
入り手指消毒用。

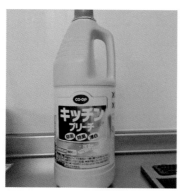

写真 1-12-2　次亜塩素酸ナトリウム
ハイター・ブリーチ・ミルトンなど
多くの商品名で販売されています。

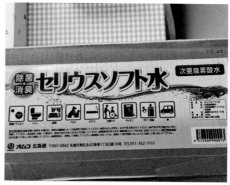

写真 1-12-3　次亜塩素酸水
教育委員会で購入し学校に配布されたもの。

写真 1-12　代表的な消毒薬
アルコール・次亜塩素酸ナトリウム・次亜塩素酸水

　代表的な消毒剤として、**アルコール・次亜塩素酸ナトリウム・次亜塩素酸水**があります（写真1-12-1～3）。**アルコール**は高価ですが**噴霧**でき**汚れを落とす**力もあるので、手指の消毒やドアノブ、スマートフォンなどの拭き取りに用います。**次亜塩素酸ナトリウム**は安価ですが噴霧はできず、**金属を腐食させます**。床やトイレなどの非金属部分での広範囲の拭き取りに用います。**次亜塩素酸水**は強力な殺菌作用を持ちますが、品質表示がまちまちで**信頼できない製品がある**ことと、**有効期限が短い**のが難点です。そのため、信頼の置ける製品を、有効期限と使用方法を守って使うことが必要です。次亜塩素酸水の商品の中には加湿器に入れて空間除菌もできるとしているものもありますが、これは消毒薬を吸い込むことになり**危険**なのでやめましょう。

(2)　感染経路

　ウイルスが体の中に入る道筋のことです。感染経路を断つために手洗いと手指消毒を行います。マスクではウイルス侵入の阻止はできませんが、便宜上この項目に入れておきます。

1）マスク（写真 1-13）

　マスクは、新型コロナウイルスを**他人に移さないために**装着します。マスクで**感染予防はできない**と考えてください。マスクに感染予防効果があるという報告はありません（動物実験では効果があったという報告もあります）。ウイルスはとても小さいので、マスクの目地を容易に通過します。

　なぜ国はマスク着用を推奨しているのでしょうか。

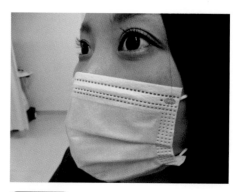

写真 1-13　マスク

　マスクを着用すると、**飛沫**（つばなどが飛ぶ粒子）の**量や到達距離を減少させる**ことができます。感染者がウイルスをバラ撒く程度を減少させることができるのです。新型コロナウイルス患者は**症状の出る2日前から感染力を持つ**ため、自分は罹っていないと思っても周りに**ウイルスをバラ撒く**可能性があります。その可能性を少しでも少なくするためにマスクを着用します。

　自分一人でいる場合や他人と十分な距離が保てる場合にはマスクは不要です。

2）手洗い（写真1-14）

　確実に**効果が期待できます**。こまめに手を洗いましょう。

　接触感染は、新型コロナウイルスが手に付いて、それを目・鼻・口に運ぶことで感染します。手洗いすることで手に付着しているウイルス量は減り、感染リスクを減らすことができます。

　石けんで60秒もみ洗いし、その後流水で十分すすぎます。手洗いの後にアルコールなどを吹きかけれ

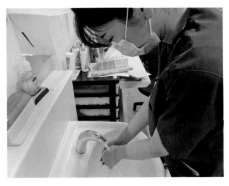

写真1-14　手洗い

ばさらに感染リスクを減らすことができますが、新型コロナウイルスは通常の**手洗い石けんなどでも破壊されます**ので、しっかり洗えば消毒剤は不要です。

3）手指消毒（写真1-15）

　アルコールを手指に噴霧します。さらさらしたタイプとどろっとしたタイプがあります。どろっとしているのは皮膚の保護剤が入っているためです。さらさらしたタイプの方がよく効くのですが手荒れしやすいので、自分の肌の調子を見て選択しましょう。

　殺菌のためにはアルコールは**肌に20秒以上接触**している必要があります。ポンプ式の噴霧アルコールは1回分が3 mLで、20秒の接触が可能です。3 mL

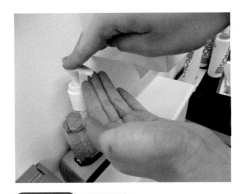

写真1-15　手指消毒

未満だと20秒経たずに揮発してしまいますので、ポンプを下までしっかり押すようにします。

（3）　感受生体

　ヒトのことです。同じだけのウイルス量に暴露されても感染する人と感染しない人がいます。

　水痘ウイルスが活性化して皮膚に水泡と疼痛が出現する帯状疱疹では、体力の落ちた時に発

症します。私が外来で診察していた時には、患者さんはほぼ全員、何が原因で体力が落ちたか思い出すことができました。最も多かったのは葬儀でした。規則正しい生活をすることが健康維持には必要です。また悩みを溜めないようにすることも大切です。

1）睡眠を確保する（写真1-16）

寝不足や葬儀などの急なイベントは体力を消耗させ免疫力を下げます。イベントの発生は仕方ないにしても、**睡眠の量と質は確保**するようにしましょう。毎日規則的な生活を心がけ、睡眠環境を整備しましょう。睡眠前のリラックスも大切です。

また、昼寝は午後からの疲労感を大幅に軽減させます。可能なら短時間でも昼寝をするようにしましょう。

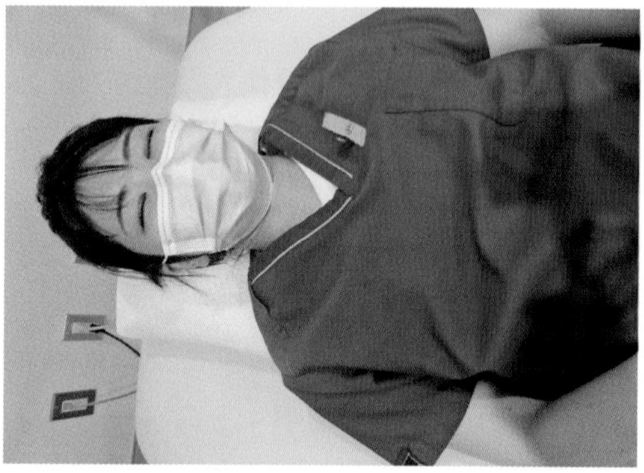

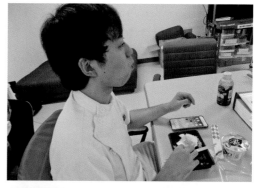

写真1-16　睡眠を確保する。お昼休みの午睡

2）食事に気をつける（写真1-17）

食事のバランスに気をつけることはもちろん、**発酵食物**で腸内環境を整えることも重要です。腸内の善玉菌は食物と一緒に腸内に入ってきた細菌やウイルスを排除してくれます。

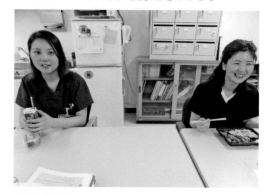

写真1-17　食事に気をつけましょう。バランスの良い食事を心がけます

3）悩みを溜めない（写真1-18）

適度なストレスは生活維持の原動力となりますが、過度のストレスは体調に悪影響を及ぼします。**仲間とのコミュニケーションを図る**などしてストレスを溜めないようにしましょう。

写真1-18　仲間との会話でストレス解消を図ります

第4　症状

　感染症は、致死率が高いほど感染しづらく、致死率が低いほど感染しやすくなります。例えば致死率50％のエボラ出血熱は症状が出現するまでは感染力は持たず、感染者もしくは死体の血液や体液に触れることによって感染します。一方、冬に集団感染が問題となるノロウイルス感染症は嘔吐物の湯気を吸うだけで感染しますが、死亡することはまずありません。

　新型コロナウイルスの致死率は誰を対象にするかで大きく異なっています。2020年4月の時点で入院患者を対象にすれば日本でも5％を超えていました。2020年12月8日現在、日本での死亡率（＝死亡者数/感染確認数）は1.4％です。

(1)　潜伏期間

　WHOによれば1〜12.5日、多くは**5〜6日**とされています。症状が出現する**2日前から感染力を持ちます。**

(2)　症状と死亡の特徴

　厚生労働省・新型コロナウイルス 感染症診療の手引き第4版に載っている図を示します（図1-12）。

図1-12　新型コロナウイルス 感染症の経過

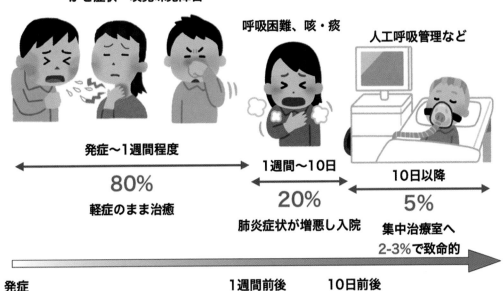

（厚生労働省・新型コロナウイルス 感染症診療の手引き第4版，P.9から引用）

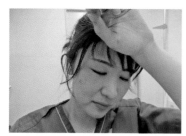

写真 1 -19 発熱 74.4%

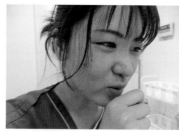

写真 1 -20 咳 42.6%

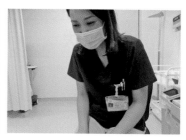

写真 1 -21 咳以外の急性呼吸器症状 8.8%

写真 1 -22 CT画像

80歳代男性。白く見える部分（黄色○）が肺炎が起こって水が溜まっている場所。第6病日ではわずかな面積だったが第12病日には両肺に広がっている。（厚生労働省・新型コロナウイルス 感染症診療の手引き第2版，P.8から引用）

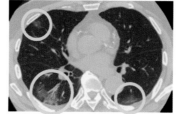

▲第6病日

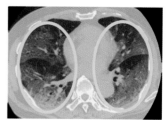

▲第12病日

　症状の頻度は、**発熱** 1 万2,847例（74.4％）（写真 1 -19）、**咳**7,352例（42.6％）（写真 1 -20）、咳以外の急性呼吸器症状1,521例（8.8％）（写真 1 -21）、重篤な肺炎1,177例（6.8％）（写真 1 -22）です。

　初期症状は普通の風邪と変わりません。下痢や嘔吐といった**消化器症状は 1 割未満**にしか見られません。インフルエンザのような**高熱が突然出ることも少ない**ようです。特徴的なのは症状が**1 週間続く**ことで、これは風邪やインフルエンザとは異なります。この状態で症状が進行せず治癒するのが全体の80％です。

　全体の20％の患者は**発症後 1 週間から10日**して急に**呼吸困難が出現**し入院加療が必要となります。さらに全体の 5 ％の患者では**10日以降**に**重症化**し、自力で呼吸ができず人工呼吸器管理となります。全体の 2 ％は死亡します。

　若年者では**味覚・嗅覚障害**（写真 1 -23）が初発症状のことがあります。これが初発症状の場合軽症で済むという報告があります。

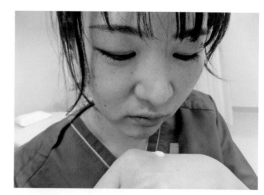

写真 1 -23 味覚・嗅覚障害が初発症状の場合軽症で済むという報告があります

⑶　日本で最初の報告例

国立国際医療研究センターの症例を紹介します（日本感染症学会2020年２月６日）。

> 　33歳女性（図1-13）。湖南省在住中国人。来日４日目に咽頭痛と37.5度の発熱、７日目に咳、頭痛、悪寒が出現。胸部レントゲン写真に異常なし。38℃台の発熱続き、11日目に肺炎像で入院。その時の症状は頭重感、倦怠感、咽頭痛。咳（－）頭痛（－）痰（－）。Spo２がRoomで92%に低下したので酸素投与。来日14日目に解熱。酸素不要。翌日退院。

この論文では33歳中国人女性、54歳帰国男性、41歳帰国男性の例を示しています。共通するのは、

・初発症状は**普通の風邪**と変わらない

・熱は**高くても38.7℃**で、経過中は**37.5℃**あたりをうろうろする

・発熱は４日以上続くが８日目には解熱する

図1-13　提示した33歳女性の体温経過

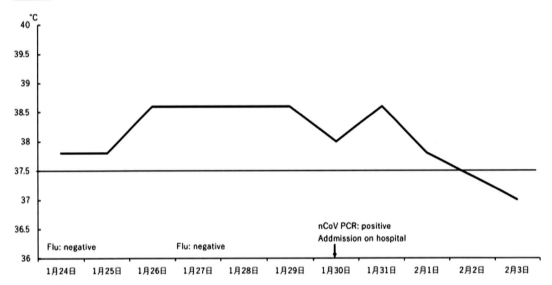

Flu：インフルエンザ検査　　　　　　　　　positive：陽性
negative：陰性　　　　　　　　　　　　　Admission on hospital：入院
nCoV PCR：新型コロナウイルス PCR検査

(4) 重症になりやすい人・死亡しやすい人

　65歳以上の高齢者に加えて、持病を持っていると重症化し死亡する頻度が増します（図1-14）。図にはありませんが、BMI 30以上の肥満、慢性腎臓病、糖尿病、高血圧も重症化リスクです。悪性腫瘍や免疫不全状態（免疫抑制剤や抗がん剤を受けている人）、HIV感染症も知見は揃っていませんが注意が必要です。

　年齢は最も大きな死亡リスク因子です（図1-15）。

図1-14　基礎疾患ごとや内服薬ごとにみた新型コロナウイルス 感染症の死亡リスク

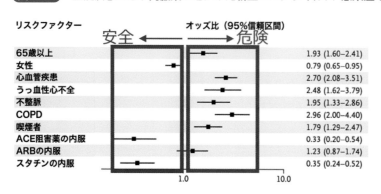

1.0を挟んで左側がリスクが低く右側がリスクが高いことを示します。数字は危険度を示しており、数字が大きくなるほど危険です。65歳以上は死亡リスクが高く（1.93倍）、女性はリスクが低い（0.79倍。つまり男性の方が亡くなりやすい）と読みます。

リスクファクター	オッズ比（95%信頼区間）
65歳以上	1.93 (1.60–2.41)
女性	0.79 (0.65–0.95)
心血管疾患	2.70 (2.08–3.51)
うっ血性心不全	2.48 (1.62–3.79)
不整脈	1.95 (1.33–2.86)
COPD	2.96 (2.00–4.40)
喫煙者	1.79 (1.29–2.47)
ACE阻害薬の内服	0.33 (0.20–0.54)
ARBの内服	1.23 (0.87–1.74)
スタチンの内服	0.35 (0.24–0.52)

COPD　　　：慢性閉塞性肺疾患　　　　ARB　　　：高血圧の薬の一種。
ACE阻害薬：高血圧の薬の一種。　　　スタチン：血中のコレステロールを下げる薬の総称

（厚生労働省・新型コロナウイルス 感染症診療の手引き第2版，P.7から引用）

図1-15　2020年4月17日時点での日本国内での年齢別死亡率

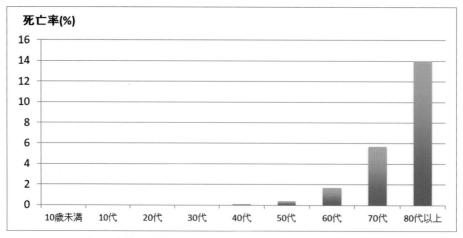

年令に対応して死亡率が上がります。

（厚生労働省・新型コロナウイルス 感染症診療の手引き第4版，P.8のデータから著者作製）

(5)　妊婦と小児

　妊婦（写真1-24）については、武漢市（中国）からの報告では妊娠後期に母体が新型コロナウイルスに感染しても**経過や重症度は非感染妊婦と変わらなかった**としています。母体から胎児への子宮内感染が起きる可能性が指摘されていますが、母子感染の例でも出生した児の状態は良好で奇形は見られませんでした。また感染した母親の母乳からウイルスは検出されませんでした。

　小児例（写真1-25）（0歳から18歳まで）では、**症状は軽く、経過観察や対症療法で十分**です。学校や保育所の閉鎖は流行阻止の効果より子どもを持つ医療従事者が仕事を休まざるを得なくなる弊害の方が大きいことから、新型コロナウイルスによる死亡率を高める可能性が指摘されています。海外からの報告では川崎病のような症状を呈す例が報告されていますが、日本からの報告はありません。

(6)　こんな時は電話の上受診を

　現在厚生労働省では、以下を目安に帰国者・接触者相談センターなどに相談するよう勧めています（図1-16）。

・息苦しさ（呼吸困難）、強いだるさ（倦怠感）、高熱等の強い症状のいずれかがある場合

・重症化しやすい方（※）で、発熱や咳などの比較的軽い風邪の症状がある場合

　※高齢者をはじめ、基礎疾患（糖尿病、心不全、呼吸器疾患（慢性閉塞性肺疾患など）など）がある方や透析を受けている方、免疫抑制剤や抗がん剤などを用いている方

・上記以外の方で発熱や咳など比較的軽い風邪の症状が続く場合

　（症状が4日以上続く場合は必ずご相談ください。症状には個人差がありますので、強い症状と思う場合にはすぐに相談してください。解熱剤などを飲み続けなければならない方も同様です）

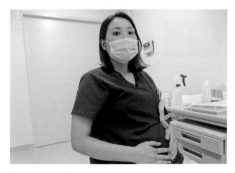

写真1-24　妊婦の感染例では非妊婦と変わりない経過をとります

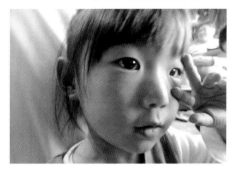

写真1-25　小児では、症状は軽く、経過観察や対症療法で十分です

図1-16　相談・受診の目安
北海道石狩市のパンフレット

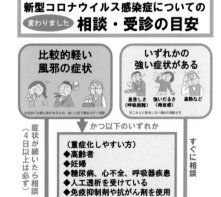

　新型コロナウイルスに関連する検査は３つあります。**PCR検査、抗原検査、抗体検査**です。
　PRC検査と**抗原検査**は、検体を採取した場所に新型コロナウイルスが**存在しているか**調べるものです。それに対して**抗体検査**は、検体を採取した時点より過去に**感染があった**かみるものです。
　注意していただきたいのは、感染者数は患者数より常に多いということ。症状が出た人が患者です。感染したとしても症状がなければ患者ではありません。症状がないので医療の対象とはならず、自宅待機が選択されます。

(1)　PCR検査

　テレビでよく聞くPCR検査。Polymerase Chain Reaction（ポリメラーゼ連鎖反応）の頭文字がPCRです。ごく少ない遺伝子を酵素の力を借りて最大１億倍に増幅し、その遺伝子に色をつけて色の濃さを見るものです（図1-17）。新型コロナウイルス専用の試薬があり、鼻や口から検体を採取するか唾液を用い、速いものでは**１時間**かからず結果が出ます（写真1-26）。

　利点は、この試験で陽性なら新型コロナウイルスが体内に存在すると**断定できる**こと。これを特異性といい、PCR検査はほぼ100％です。

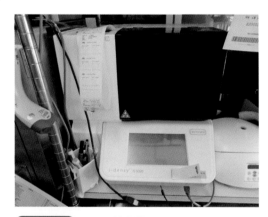

写真1-26　PCR検査機器

欠点は感染者が10人いたとして７人が陽性、**３人が陰性**になることです。これを感度といい、PCRの感度は70％です。その結果、陰性となった３人は無罪放免であちこちにウイルスをバラ撒く危険があります。

　感度が100％にならない理由として、

・体内のウイルス量が少ない
・検体の採取方法に誤りがある
・酵素を阻害する物質の混入がある

などがあります。マスコミの報道ではPCR検査が絶対のような印象を与えがちですが、**見逃しが３割**もあることに注意しましょう。

図1-17　PCR検査の原理

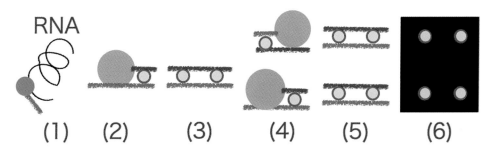

● 逆転写酵素　● ポリメラーゼ　= DNA　○ 発光物質

(1)　新型コロナウイルスのRNAから遺伝子情報を転写しDNAを作ります。新型コロナウイルスの遺伝子情報はRNAに書かれています。RNAは化学的に不安定なので、安定したDNAを作り、これを鋳型にします。
(2)　作ったDNAを鋳型にして新しくDNAを作ります。ポリメラーゼを使っての作業なので「ポリメラーゼ連鎖反応（PCR）」といいます。元のDNAと新しいDNAの間に発光物質を挟んでおきます。
(3)　発光物質入り二本鎖DNAのできあがり。
(4)　熱をかけると二本鎖が割けます。それぞれを鋳型にまたDNAを作ります。
(5)　二本鎖DNAが2倍になりました。
(6)　発光物質を光らせて、その光の量でDNAの数を数えます。

(2)　抗原検査

　鼻の奥に綿棒を突っ込まれるインフルエンザ検査を受けた方は多いと思います。新型コロナウイルスの抗原検査は、ウイルスの種類が違うだけで原理（図1-18）もやることもインフルエンザ検査と同じです（写真1-27）。

　利点は、**どこでも検査が受けられて短時間で結果がわかる**ことです。PCR検査が高価な機械と試薬を使い1時間程度の時間を要するのに対し、抗原検査は最大30分で結果が得られます。欠点は、反応には大量のウイルスが必要なことです。厚生労働省では患者が大量

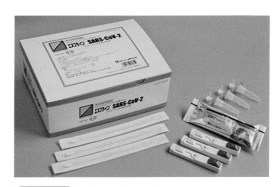

写真1-27　抗原検査キット

「エスプライン® SARS-CoV-2」
〈富士レビオ株式会社ホームページより〉

にウイルスを放出する**発症後2日後から9日目**だけPCRの代わりになるとしています。

図1-18 抗原検査の原理

(1) ウイルスなどの抗原を含む液体を所定の場所に垂らします。
(2) 液体は金コロイド抗体にたどり着き、抗原が金コロイド抗体と結合します。
(3) 抗原－金コロイド抗体が捕捉抗体にたどり着くと、捕捉抗体に抗原が捕捉されるとともに、金コロイドが色を発します。

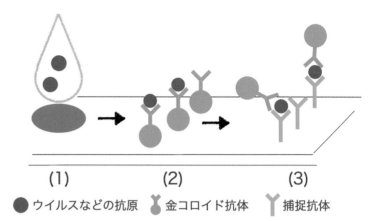

(1)　　　　(2)　　　　(3)

● ウイルスなどの抗原　　Ｙ 金コロイド抗体　　Ｙ 捕捉抗体

(3) 抗体検査

　過去に新型コロナウイルスに感染したことがあるかどうかを調べる検査です（写真1-28）。**現在感染しているかどうかはわかりません**。原理は抗原検査と同じ。咽頭拭い液や唾液ではなく**血液**を用います。指先に小さな針を刺し、血液を採取して検査キットに入れ、試薬を追加して10分くらいで結果が出ます。

　利点としては抗体があれば過去に感染を起こしたことがわかります。

　欠点はたくさんあって、

・自費診療：病院によって値段が異なります。税別5,500円から税別1万円を超えるところまで様々です。

・陰性＝未感染、ではない：感染しても**抗体ができない人がいます**。

・会社によって精度がばらつく：感度が97％から83％まで様々です。

・抗体がいつまで存在するか不明：抗体があればもう感染しないと思われがちですが、新型コロナウイルスは新しい感染症のため、感染後の経過は全く不明です。日本でも再感染した症例が報告されています。

写真1-28 抗体検査キット

「シカイムノテストSARS-CoV-2 IgG」
〈関東化学株式会社提供〉

第6 治療

　新型コロナウイルス感染症に対する治療方法を解説します。薬剤治療と酸素化が主たる治療方法になります。

(1) 治療薬

　現時点で有効なのはデキサメタゾンだけです。新型コロナウイルス感染症に効くと報道されている薬剤のほとんどが、本当に効くかどうかわかっていません。効くと断定するためには多数の「投与する人」と「投与しない人」を比較する必要があるのですが、新しい病気のため患者数が確保できません。もう一つ、新型コロナウイルス感染症では経過が早いことと8割以上の人が軽症で済んでしまうことから、薬の効果が確認しづらいことが挙げられます。

1) レムデシビル（商品名：ベクルリー点滴静注液）

　もともとはエボラ出血熱の治療薬として開発されたものの、エボラ出血熱の治療効果はほとんどないことがわかっています。RNAを作るRNAポリメラーゼを阻害する薬です。人工呼吸器やECMO（体外式膜型人工肺）を使用している患者に使用されます。

　日本では特例承認制度を用いて2020年5月に新型コロナウイルスの治療薬として承認されました。ただ、承認された段階でも明確に有効性を示すデータに乏しくWHOによる追試験でも有効性が示されなかったため、WHOは2020年11月20日にレムデシビルの使用を「非推奨」としました。

2) ファビピラビル（商品名：アビガン）

　富山大学と富山化学工業株式会社で開発された日本製の薬剤。現在は富士フィルム富山化学株式会社が製造販売しています。RNA複製を妨げることでウイルスの増殖を妨げるものです。胎児に奇形を起こさせる可能性があるため、新型インフルエンザの治療に限って備蓄されていました。

　臨床試験で軽度者のウイルス陰性化を2.8日早めることが確認されたことから、2020年10月に薬事申請にこぎ着けました。

3) デキサメタゾン（商品名：デカドロンなど）

（写真1-29）

　ステロイド（副腎皮質ホルモン）として1950年代終わりからずっと使われてきた薬剤です。免疫反応を抑制することで炎症を軽減させます。リウ

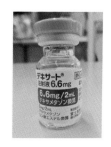

写真1-29

デキサメタゾン
（商品名：デキサート）

注射液です。

マチや気管支喘息、多くの皮膚疾患で使われています。酸素吸入をしている患者の死亡率を20％、人工呼吸患者の死亡率を35％低下させます。

4）ナファモスタット（商品名：フサンなど）（写真1-30）

　日本の鳥居薬品株式会社が急性膵炎治療薬として開発した薬剤。蛋白分解阻害剤。新型コロナウイルスは自分の外膜を細胞の外膜と癒合させて遺伝子情報を細胞に送り込みます。ナファモスタットはこの癒合を阻止することで感染を防ぎます。東京大学を中心に現在研究が進められています。

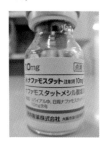

写真1-30

ナファモスタット

粉末の薬剤。生理食塩水などに溶かして使用します。

5）シクレソニド（商品名：オルベスコインヘラー）

　喘息治療薬で一日1回吸入する薬剤で、デキサメサゾンと同じステロイドの一種です。ステロイドが持つ抗炎症作用に加え、他の吸入喘息薬にはみられない、RNAの複製を阻害する作用も認められています。発表されているのはこの人には効いた、という症例報告が中心で、現在臨床試験が行われている最中です。

6）抗血清

　新型コロナウイルスから回復した患者の血清を現在苦しんでいる患者に注射する方法です。回復した患者の持つ抗体を現在の患者にダイレクトに投与することができます。

　日本の細菌学の父として知られる**北里柴三郎**が1890年に初めて報告した方法で、様々な感染症に効果を挙げてきました。中国で広く試みられて有効と報告されています。日本でも国立国際医療研究センターで臨床研究が始まりました。欠点として、多人数から血清を集めるため、他人の感染症を移す可能性があります。

7）その他の薬剤

　ノーベル生理学・医学賞受賞の**大村智先生**が開発した寄生虫駆除薬の**イベルメクチン**（商品名：ストロメクトール）。死亡率を減らし入院日数も減らす可能性があり、大村先生を中心とする北里大学が中心となって臨床研究が進められています。

　アメリカのトランプ大統領が飲んで有名になった抗マラリア薬のクロロキンは、一時期アメリカで使われていましたが逆に心臓に悪影響を与え死亡率を高めるという結果が出たため現在は使われていません。

　漢方薬では清肺排毒湯が効果があると中国から報告されていますが日本では処方できません。補中益気湯などの体力を増進させる漢方薬が処方されていますが対症療法です。

(2) 酸素化の手段

　肺炎になると酸素の取り込みが阻害されて体が低酸素になるため、外から酸素を与えて低酸素状態を解消させます。自分で呼吸できるなら酸素マスクを当てますが、酸素マスクを着けて大量の酸素を流しても低酸素が解消されない場合には機械による呼吸を導入します。

　注意すべきは、これらは治療ではないことです。危機を脱するまでの手段です。

1）酸素カヌラ （写真1-31）、酸素マスク （写真1-32）

　自分で呼吸ができ、酸素濃度を上げることで酸素化が達成できる人が対象です。

　酸素カヌラは毎分2Lまでの酸素を投与できます。酸素マクスに比べ煩わしさがないので、長期の酸素投与患者がよく使用しています。鼻の中に直接酸素を吹き付けるため、吸入酸素濃度が不安定になりやすいことと、酸素は毎分2Lしか流せないことが欠点です。

　酸素マスクは低流量の場合は通常のマスクを、毎分15Lまでは**リザーバー付き**のマスクを使います。マスクに付いているビニール袋をリザーバーと言い、ここに酸素を貯めそれを吸うことで高濃度の酸素を吸入できます。リザーバーを使えば吸入酸素濃度を100％にまで上げることができます。

　これでも体内の酸素が不足し、呼吸回数が上がって患者が疲労してくる時には人工呼吸器を導入します。

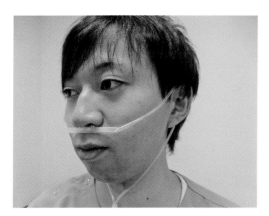

写真1-31　酸素カヌラ

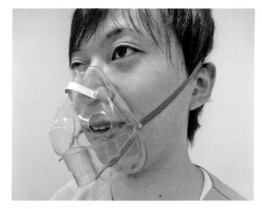

写真1-32　酸素マスク

2）人工呼吸器 （写真1-33）

喉に管を入れ、**機械の力で呼吸をさせる**機械
です。自分で呼吸しなくていいため患者の疲労
は少なくなりますし、酸素濃度も自由に変える
ことができます。また常に圧力を掛け続けるこ
とで縮んだ肺を膨らませ、酸素を取り込む肺内
部の表面積を増やすこともできます。

人工呼吸器で酸素を取り込むためには肺に酸
素を取り込む能力が残っている必要がありま
す。肺の炎症が進み、酸素を取り入れる能力が
低下した場合はECMOの導入に進みます。

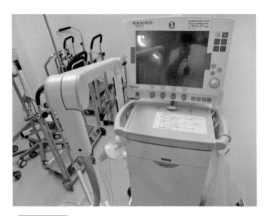

写真1-33 人工呼吸器

3）ECMO （写真1-34）

ECMOは、Extra Corporeal Membrane Oxygenation
の略です。対外式膜型人工肺と訳されます。血管2本
に管を入れます。一方の管から**血を抜き、酸素化を行
う装置**を通して**血液に酸素を与え**、もう一方の管を通
じて血液を体内に返します。装置の中は細いチューブ
の中を血液が流れていて、チューブの外側にある酸素
が血液に染み入るようになっています。

肺が無くても生きていける究極の呼吸法ですが、そ
れだけに誰に使うかが一番の問題となります。一般的
には**65歳以上はECMOの対象にはなりません**。重度
の慢性病がある場合も適応とはなりません。新型コロ
ナウイルスによる肺炎のため亡くなられたタレントの
志村けんさんは70歳でECMOをつけていたそうです
が例外と言えます。

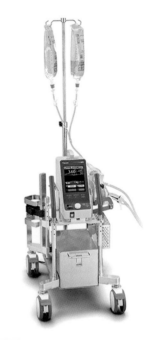

写真1-34 心肺補助システム「ECMO」
「キャピオックス®EBS®エマセブ」
〈テルモ株式会社ホームページより〉

第7 ワクチン

　ワクチンは、感染症を防ぐ目的で投与する病原体由来の物質のことです。ワクチンを投与された人は免疫を獲得し、次に病原体が体内に侵入しても発病せずに済むか、発病しても軽症で済みます。

　新型コロナウイルスは世界共通の危機であり、市場は全人類80億人を対象とする巨大マーケットのため、世界中の製薬会社が開発競争に参加しています。WHOによれば執筆時点（2020年9月）でのワクチン候補は173種類あり、そのうちすでに臨床試験を開始しているものが31種類あります。

(1)　ワクチンの作り方

　体内に何を入れるかを決めます（表1-5）。生きている弱毒種を使うのが**生ワクチン**で、ポリオ、麻疹などが該当します。生ワクチンは一度の接種で強力な免疫効果が期待できますが弱毒化させるまで時間がかかるため、新型コロナウイルスのほとんどでは不活化ワクチンが選択されています。**不活化ワクチン**はウイルスの一部を使い病原性を消したもので、生ワクチンより短期間で完成できずっと安全ですが効果も弱いのが欠点です。現在、注目されているのは遺伝子工学を用いてコロナウイルスに関連する遺伝子を体内に投与する方法で、新型コロナウイルスが自己複製を行う時に作るDNA（デオキシリボ核酸）やmRNA（メッセンジャーリボ核酸）が試みられています。

表1-5　ワクチンの種類

種類	利点	欠点	例
生ワクチン	強力な免疫誘導	開発に時間がかかる 実際に感染させることによる副作用	麻疹・小児麻痺(ポリオ)・BCG
不活化ワクチン	短時間で作成可能 抗原性を持つものなら何でも候補にできる	免疫誘導が弱い 抗原を入れるために他のウイルスの感染が必要になる場合あり	インフルエンザ・3種混合

(2)　ワクチンの評価方法

　ワクチンの候補ができ、動物実験で有効性や危険性が確認できたら、ヒトを対象の試験に入ります。通常3回の試験を行って市場に出ます（表1-6）。

　第Ⅰ相試験では少人数にワクチンを投与し、抗体がちゃんとできるか、どんな副作用があるかを調べます。

第Ⅱ相試験では実際の投与を念頭に、接種量や接種間隔・接種回数・接種経路を検討します。

第Ⅲ相試験では実際の使用条件で数万人規模の大人数に投与し、その効果と副作用を確認します。

このように、ワクチンが販売にこぎつけるまでには莫大な費用と時間がかかります。

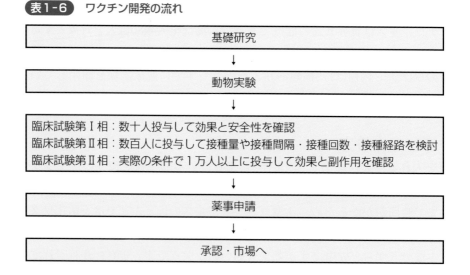

表1-6　ワクチン開発の流れ

基礎研究

↓

動物実験

↓

臨床試験第Ⅰ相：数十人投与して効果と安全性を確認
臨床試験第Ⅱ相：数百人に投与して接種量や接種間隔・接種回数・接種経路を検討
臨床試験第Ⅱ相：実際の条件で１万人以上に投与して効果と副作用を確認

↓

薬事申請

↓

承認・市場へ

(3)　ワクチン供給の見通し

2020年12月8日現在、アメリカのファイザー社とドイツのビオンテック社が共同開発したワクチンの摂取がイギリスで始まりました。イギリスに続き、アメリカ・カナダでもワクチン接種が始まっています。日本でも早ければ2021年2月下旬にも接種が始まります。

これら先行するワクチンの効果は90％を超えていて、十分に期待できるものですが、大きな欠点があります。それは、ファイザー社はマイナス70℃、モデルナ社はマイナス20℃で保管する必要があることです。

ワクチンの開発は分かっているだけでも20社以上がしのぎを削っています。時間が経つにつれて、効果が高く、副作用が少なく、取り扱いの簡単なワクチンが市場に出回ることが期待できます。

第8　濃厚接触者・自宅待機・家族の感染

　ここでは、身の回りに患者が出た時にどうすればいいか解説します。

(1)　濃厚接触者

　2020年4月20日に一度定義が変更されています。現在の定義は表1-7のとおりです。注意すべき点は

・「患者（確定例）」の感染可能期間は**発症2日前から**

・濃厚接触と判断する目安は「**1m以内かつ15分以上の接触**」

　1mはWHOの感染防止項目に出ており、それだけ近いと感染者の咳や飛沫が健常者に付着するためとしています。15分の理由については不明です。逆に、1mを超えていたら感染しない、1m未満でも15分未満なら感染しないという保証はありません。

　必要な感染予防策を講じていれば濃厚接触者となることはありません。会議室で全員がマスクを着用して1mを超える間隔を保っていれば、30分の会議をしても濃厚接触者にはなりません（写真1-35）。救急隊員はマスクと手袋を着用していれば、接した患者が新型コロナウイルス感染症であっても濃厚接触者には該当しません（写真1-36）。

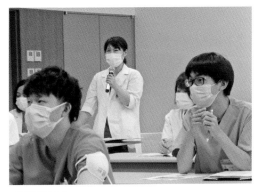

写真1-35　マスクと1mを超える距離があれば濃厚接触者にはなりません

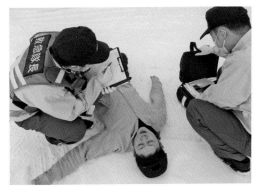

写真1-36　救急隊員が通常の勤務で濃厚接触者になることはありません

表1-7　濃厚接触者の定義（2020年4月20日発出）

「濃厚接触者」とは、「患者（確定例）」の感染可能期間に接触した者のうち、次の範囲に該当する者である。

・患者（確定例）と同居あるいは長時間の接触（車内、航空機内等を含む）があった者
・適切な感染防護無しに患者（確定例）を診察、看護もしくは介護していた者
・患者（確定例）の気道分泌液もしくは体液等の汚染物質に直接触れた可能性が高い者
・その他：手で触れることのできる距離（目安として1m）で、必要な感染予防策なしで、「患者（確定例）」と15分以上の接触があった者（周辺の環境や接触の状況等個々の状況から患者の感染性を総合的に判断する）

⑵　自宅待機

　保健所から自宅に留まるよう要請されることを自宅待機と言います。待機期間は感染者では適当な機関に収容されるまで、濃厚接触者では**2週間**です。新型コロナウイルスの潜伏期間が最大14日と考えられているのが2週間の根拠です。

　自宅待機では以下が求められます。

・不要・不急の外出は避ける（写真1-37）
・外出時や人に会う時にはマスクを着用し、手洗いを励行する（写真1-38）
・症状が出た場合は帰国者・接触者相談センターに連絡する（写真1-39）

⑶　家族が感染した場合

　家族と同居している濃厚接触者は以下の8項目を守るよう厚生労働省は求めています（図1-19）。食器に関しては記載がありませんが、可能な限り使い捨てのものを使用した方がいいでしょう。

・家族と別の部屋で過ごし、食事もそこでする
・世話をする人は一人に限定する
・全員が常時マスクを着用する
・こまめに手を洗う
・定期的な換気
・共用部の消毒
・衣類やタオルなどは手袋をして洗剤で洗い完全に乾かす
・ゴミは密閉して捨てる

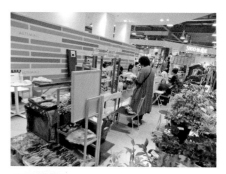

写真1-37　不要・不急の外出は避ける

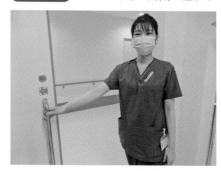

写真1-38　外出時や人に会う時にはマスクを着用し、手洗いを励行する

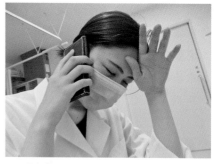

写真1-39　症状が出たら帰国者・接触者相談センターに連絡する

図1-19　自宅待機の注意点

世話をする人を1人に限定する

マスク着用

こまめに手洗いうがい

ゴミは密閉

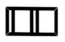
定期的に換気

完全乾燥

共用部の消毒

部屋を分ける

第2章
感染防ぎょ編

第1 なぜ三密は悪いか？ 3つの「密」とは何かを理解する

(1) 密閉

　特に屋内の**密閉された部屋**、**空間**は避けなければなりません。このような空間では、空気が同じ空間を循環するだけで新鮮な空気との交換が不十分な状態となります。

　感染した人間から放出されたウイルスは絶えず同じ空間（部屋）の中を漂い、物や人に触れるまで浮遊を続けています。

　建物の中は可能な限り窓やドアを開放し、換気設備なども併用して新鮮な空気を取り入れることが必要です（写真2-1）。

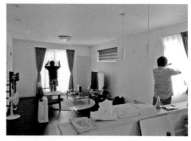

写真2-1 　部屋の対角線で開放すると効率が良い

(2) 密集

　一度に**多数の人が集まる場所**やシチュエーション、「密集」は控えなければなりません。

　多くの人が一堂に会すると、人との距離が必然的に近くなるばかりか、「クラスター」とも呼ばれる集団感染の発生リスクが高まることが懸念されます。

　例えば、100人規模のイベント会場（写真2-2）に感染者が一人だけだとしても、近接して過ごした人数が増えれば増えるほど、感染確率が高くなるとともに、拡大速度も2倍、4倍……と急激に上昇することを忘れてはなりません（図2-1）。

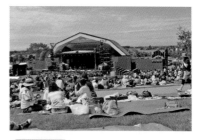

写真2-2 　大規模イベント

図2-1 　感染は短時間で爆発的に拡大します

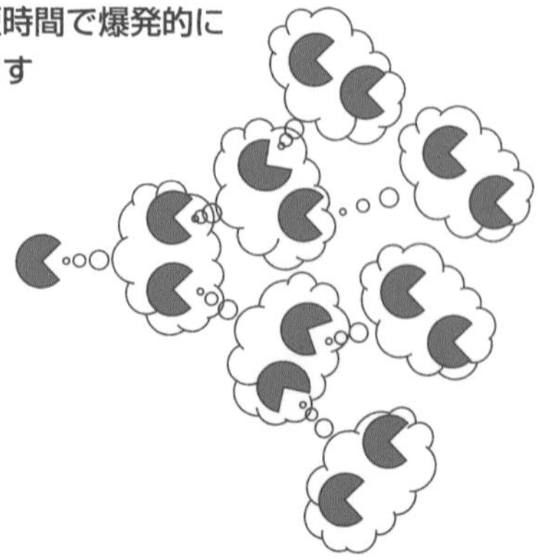

46

(3) 密接

　人同士の接触はもちろん、適切な**距離・間隔**をとらなければ、感染物質の吸い込み・付着のリスクが高まります。

　相互に距離を保って接することや不要な接触をしないことを心掛けるようにしましょう。

　人間の咳は1〜2m、くしゃみだと2〜3mは唾液が飛ぶと言われており、さらには日常的な会話でも、知らないうちに唾液は飛散しています（写真2-3）。

　こうした感染源が、直接、口や鼻、粘膜などに付着することで感染してしまうことは言うまでもありませんが、衣服や手に付着し、他のものに広げてしまうおそれもあるため、「ソーシャルディスタンス」（写真2-4）を保って接遇することが望ましいとされています。

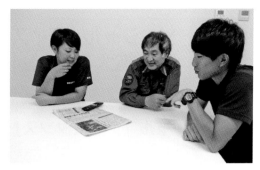

写真2-3　近距離の会話

　気づかぬうちに感染源は付着します。

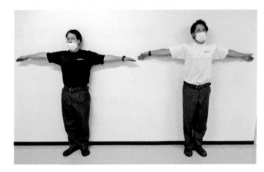

写真2-4　ソーシャルディスタンス

　両手間隔＋αの距離をとります。

(4) 密を避ける＝感染リスクを下げる

　3つの「密」は、一つだけ回避しても危険なことに変わりはありません。

　三密を総合的に回避する環境を作ることで、個人の感染はもとより、集団感染の可能性を断つことができるように心掛けていくことが必要になります（図2-2）。

図2-2　三密の条件が揃うと感染リスクが跳ね上がります

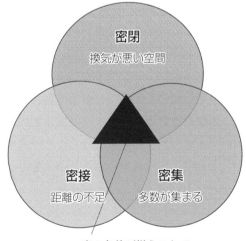

密閉
換気が悪い空間

密接
距離の不足

密集
多数が集まる

三密の条件が揃うことで
感染リスクが跳ね上がる

第2 ソーシャル「ディスタンス」と「ディスタンシング」：感染拡大を防ぐ「社会的距離」とは

（1） ソーシャル「ディスタンス」と「ディスタンシング」の意味

本来、ソーシャルディスタンス[*1]という言葉自体は、「心理的距離」を指すものです。

昨今、新型コロナウイルス感染症の影響で用いられている「ソーシャルディスタンシング[*2]」は、感染症の拡大防止を主眼とした社会戦略で、**物理的に一定の距離を保つ**（図2-3）ことによって感染症拡大を抑制していくための取り組みを意味します。

体の接触だけでなく、衣服や所有物の接触防止を図るとともに、咳やくしゃみ、会話における感染の予防にもなるため、新型コロナウイルス、インフルエンザなどの飛沫感染が主な経路となる感染症に対しては高い拡大抑制効果が望めるとされています。

図2-3 「距離をとって」
（北海道より引用）

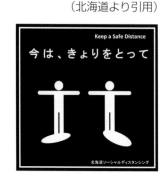

※1 ソーシャルディスタンス（Social distance）：もともと心理的に隔たった状態を示します。偏見や差別が根底にあります。日本ではソーシャルディスタンシングの意味でも用いられます。
※2 ソーシャルディスタンシング（Social distancing）：「感染拡大を防ぐために物理的な距離を取る」こと。WHOでは意味を明確にするため「フィジカルディスタンシング（Physical distancing、身体的距離）」と言う言葉を提唱しています。

（2） ソーシャルディスタンシングの具体的な方法

ソーシャルディスタンシングの具体的な方法としては、**約2mの距離を保って行動する**ことで、①「**間隔を空ける**」こと（写真2-5）、握手やハイタッチ、ハグを避ける、②「**接触しない**」ことなどが挙げられます。

「**間隔を空ける**」という点では建物内やイベント会場において入場者数に制限を設けることで過密状態を防ぐ方法や、物理的に距離を空けることが困難な会話を伴う窓口対応などにおいて、アクリル板やビニール製の幕を用いた遮蔽（写真2-6）などもこの方法の一種となります。

「**接触しない**」という点では、前記した握手をはじめとする直接の接触を避ける方法に加え、関心が高まっている「**テレワーク**」などの取り組みも接触を避ける方法と言えます。

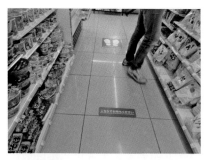

写真2-5 店舗床表示距離感の目安を参考に距離をとりましょう

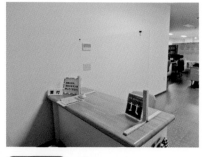

写真2-6 窓口のアクリル板
物理的遮蔽が有効です。

(3) 効果がない感染症も

感染症の中には、距離を保つことや遮蔽が、感染防止に有効ではないものもあります。

「血液」「糞便」「汚染物質」を主な感染経路とするような感染症の予防策としては効果が期待できません。

蚊（写真2-7）などの吸血生物を媒介とする「マラリア」「デング熱」のような感染症や食中毒として一躍有名になった「病原性大腸菌」（写真2-8）などの感染症については、ワクチン接種や衛生管理などの対策が求められる感染症であり、ここで述べたソーシャルディスタンシングによる効果は望めません。

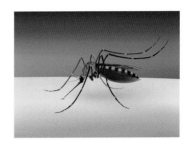

写真2-7　蚊

血液感染の典型例

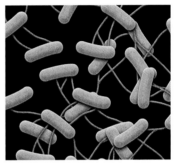

写真2-8　食中毒

菌は衛生状況によって簡単に発生・拡大します。

(4) 距離を保てば安全なのか

ここで説明したソーシャルディスタンシングの例としては、約2mの離隔、アクリル板による遮蔽などの例を挙げましたが、これらの策だけ行っていれば、完璧な予防策となるのでしょうか？

答えは「✕」です。

あくまで、飛沫が拡散する距離の目安や遮蔽による予防効果は一例であり、周辺環境や事後処理によっては効果が薄れる、さらには効果がないことも考えられます。

屋外で風があれば咳やくしゃみによって唾液が飛散する距離は長くなりますし、遮蔽したアクリル板を消毒せずに使用し続けていれば、感染源をためておくための板に変わってしまいます（写真2-9）。

離隔・遮蔽などの策を講じることはあくまでも対応策の一つであるため、総合的に対策を施すこと、日常的な防止策の管理が求められます。

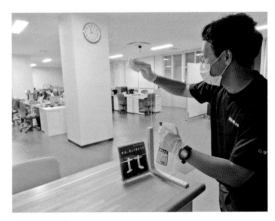

写真2-9　特に流行期間中は習慣として取り組みましょう

(5) 具体的な対策とは？

ソーシャルディスタンシングの必要距離は2mが目安とされており、現在ではレジ前の床に表示がなされていたり、飲食店では座席を間引くなどの対策を目にすることが増えました。

会話や会食などで他人と接する場合、2m以上の距離を保つことが感染予防に効果的とされ

ていますが、それ以外のシチュエーションではどうでしょうか？ ここでは、場面ごとの対策を考えていきます。

1）CASE 1：通勤編

バスや電車などの公共交通機関を利用する際は、多くの人が密集し、2mの距離を保つことが難しいため、距離だけではなく、総合的対策が重要です。

(a) マスク必須・会話は最小限に

換気状態が悪い、人が密集しているなどの悪条件下での**マスク着用**は必須。その上で会話などのリスクのある行為はできるだけ避けて、周りの人と顔を合わせる位置関係は回避しましょう。

(b) つり革・手すりを使用後は手洗いする

使用者の多くが触れるつり革や手すり（写真2-10）は、ウイルスが付着している危険性が非常に高い部分です。使用しないわけにはいかないため、**使用後の手洗い**は徹底します。また、つり革などを触れた手で顔や目を触る、携帯電話を操作するなどの行為はウイルスを塗り広げてしまうためもちろんNGです。

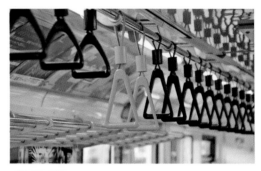

写真2-10 不特定多数の人が触れる場所、モノへの対策は最大限に

(c) 利用時間・他の移動手段併用を考慮する

朝の通勤・通学者が**混み合う時間帯を避ける**ことで、少しでも三密な環境を回避します。通勤時間をズラすことができれば混雑時刻（写真2-11）を回避し、混雑する路線の間は徒歩（写真2-12）や自転車を使用した移動も併用すると、密集したバスや電車内にわざわざ飛び込む必要はなくなります。

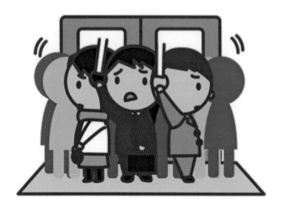

写真2-11 人の数と感染リスクは比例します

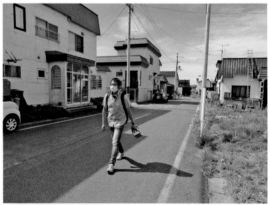

写真2-12 人混みを避けたライフスタイルを心懸けます

2）CASE2：会社内編

デスクワークや窓口対応など、人との接近があるところには必ず感染リスクが伴います。「うつらない」「うつさない」ために対策を講じましょう。

(a) 窓口対応は遮蔽措置を講じる

間隔をとってしまうと会話が難しくなる窓口業務などでは、**アクリル板**や**ビニール**などで遮蔽措置を講じ、できるだけ対応の都度消毒を施します。

無論、マスク着用の上で、ということは言うまでもありません（写真2-13）。

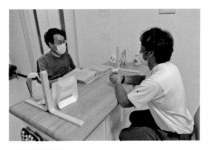

写真2-13　対面業務はハイリスクと心得ましょう

(b) デスクは対面配置を避けて

デスクの配置はできれば対面にせず、人と人とが**向き合わない**よう配慮します（写真2-14）。無線環境がある職場では可能な範囲で距離をとり、事務所内を広く使うようにします。やむを得ず対面になる場合は、窓口同様に遮蔽する措置を講じます。

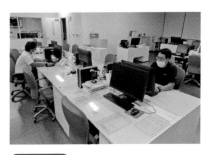

写真2-14　向かい合わないような工夫の一例

(c) キーボードやスイッチはこまめに消毒

多くの人が触るキーボード（写真2-15）や電気のスイッチ（写真2-16）、ドアノブ（写真2-17、写真2-18）などは、**こまめに消毒処理**をするようにします。また、自分が触れた際にも、すぐ手指消毒を行うようにし、消毒前に不用意に他の物に触れないよう注意します。

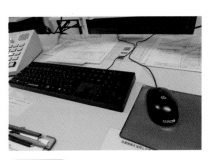

写真2-15　キーボード

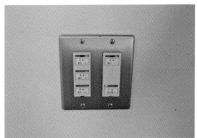

写真2-16　スイッチ

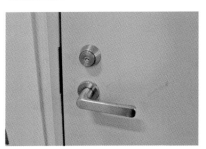

写真2-17　ドアノブ

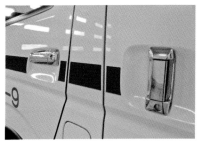

写真2-18　車のドアノブ

3）CASE3：外出編

外出時にはマスク着用、帰宅時の手洗いや消毒は必須とし、場面に応じて対応策を講じます。

(a) 買い物

混雑時間は避けるようにします。できるだけ短時間で用を済ませ、必要のないものに触れないように心掛けましょう（写真2-19）。また、包装のない商品は使用前に消毒・洗浄を行います。

(b) ジョギング

一説には、ジョギングをする場合は**10m以上の距離**が必要とされています（写真2-20）。これは、人間の呼気が空間にとどまっている中を通常より速い速度で通過することにリスクがあるためとされていますが、周辺環境によっても変化するため、一概には言えません。目安はあくまで目安として、まずは人出の少ない時間や場所を選ぶことが最善策と言えます。

(c) ライブハウス・フィットネスジム

今般、クラスター発生が散見されるこのような施設（写真2-21）では、三密の要件のほかにも、「利用者が大きな声を出す」「通常より呼吸量が多い」などの特性があるため、クラスターが発生しやすい環境であることに間違いありません。利用に際しては、施設側の対策（換気・入場制限・消毒処理等）がなされているか、感染者発生情報がないかなどを確認すべきでしょう。

自身の対策を万全にすることはもちろん、利用する**施設の状況を把握**しておかなければ、感染から身を守ることは難しくなってしまいます。

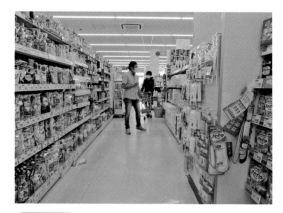

写真2-19　手に取るものは最小限にします

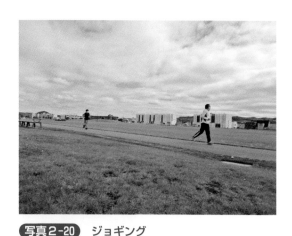

写真2-20　ジョギング

屋外であっても十分な距離を保つことは重要です。

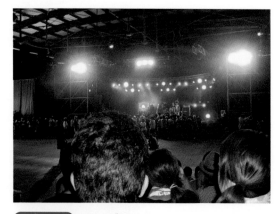

写真2-21　ライブハウス

事業所ごとの対策を把握し、適切に利用しましょう。

第3　マスクによる感染防止効果とは

(1)　マスクのいろは

　一口にマスクと言っても、その種類は多岐にわたっており、「素材」や「形状」はそれぞれ異なります（写真2-22）。もちろん、モノが変わればその効果や使用目的も異なるため、各種マスクの特徴について覚えておくと、シチュエーションに合わせた使い分けや緊急時の対処方法も見えてきます。

　一般に流通しているマスクの素材は、「**不織布**」で縫製されたタイプと、国民向けに配布が実施されたような「**ガーゼ素材**」で作られたものがほとんどです。知っておくべきはその素材ごとの「**透過性**」で、素材の網目がどの程度までの物質を濾過できるかという点です。

　この「濾過性能」は、大きなものでは花粉ほどの粒子（約30μm）から、小さなものは「微粒子」と呼ばれる約0.1μmの粒子をどのくらいの率で捕集できるかという素材の能力で評価されます（図2-4）。

　簡単に考えると、花粉症の症状を防ぐ目的としては30μmの粒子を捕まえられるだけの網目があれば事足りますが、これでは細菌やウイルスは防げないということになります。

　布マスクの場合は素材によるバラつきがあるため一概に性能を測ることは困難

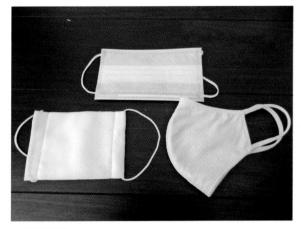

写真2-22　素材によって性能は様々

図2-4　粒子の大きさイメージ

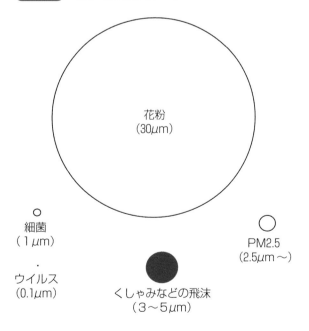

花粉
(30μm)

細菌
(1μm)

PM2.5
(2.5μm〜)

ウイルス
(0.1μm)

くしゃみなどの飛沫
(3〜5μm)

ですが、市販の不織布マスクには、このフィルター性能を表す基準が表示されています。

(2) フィルター性能の基準

マスクフィルターの性能試験は、試験に使用する粒子の大きさごとに分類されています。マスク購入時の箱などに、「BFE＊○○％カット」などの表示がなされていれば、そのマスクの性能、すなわちそれはマスク素材の網目の大きさを表しているものと言えます。

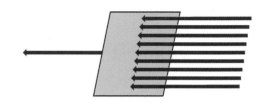

図2-5 フィルター性能試験のイメージ

この場合の「％」は、試験時における濾過率を表しているもので、例えば「BFE99％カット」であれば、3.0μmの粒子を99％濾過してくれると言うことになります（図2-5）。

> ＊BFE：Bacterial Filtration Efficiency。バクテリア濾過効率。3.0μmの細菌を含む粒子がどれくらい捕捉できたかを示している。

(3) マスクを使用する効果

ここまで、マスクの性能について記述しましたが、要するに、マスクを着用することで感染を防ぐ効果はあるのでしょうか？

コロナウイルスやインフルエンザウイルスの主な感染経路は、「飛沫感染」「接触感染」によるものとされていますが、前述したように人間のくしゃみによる飛沫は、約3〜5μmの粒子とされており、今般の新型コロナウイルス感染症に対しても、不織布タイプでVFE＊1・PFE＊2試験でのフィルター性能を有するマスクを使用することで、**感染リスクの軽減**になると考えられます。

また、マスクの効果は自身の感染防止策としてだけではなく、感染者からのさらなる拡散を防ぐためのツールとしても大きな意義があります。

特に、**若年者は感染後に症状が出現しない**場合があるということからも、自分がウイルスをバラ撒く媒介者、運び屋になってしまわないための感染症拡大防止策としてもマスクの使用は奨励されて然るべきでしょう。

> ＊1 VFE：Viral Filtration Efficiency。ウイルス濾過率。濾過率0.1-0.5μm粒子のウイルス捕捉率のこと。
> ＊2 PFE：Particle Filtration Efficiency。微粒子濾過率。濾過率0.1μm粒子の捕捉率のこと。

(4) マスクで感染症は防げるのか
1）マスクの役割を理解する

ここまで説明したように、マスクのフィルター効果をとってみれば、鼻や口からウイルスを吸入することを防ぐ効果があって、感染症防止には十分な役割を果たしてくれそうです。

では、マスクを着用している人は感染症に罹らないのでしょうか？　無論、誰もがわかって

いるように、答えは「NO」です。

　理論上はフィルターとしての効果を有するマスクも、感染リスクを殲滅させることはできません。

　結論から言うと、マスクの役割は「**リスクをできる限り軽減させる**」ことであり、着用によって感染リスクの高い場所に出入りしても大丈夫ということでもありませんし、逆に罹患している人にだけ着けておけば安心といったことでもありません。

　ここからは、マスクを着用する上での予備知識と簡単な注意点を確認していきます。

2）フィルターの仕組み

　マスクが様々な物質をフィルター（濾過）する仕組みは至ってシンプルで、繊維が織り合って、または絡み合っている隙間を物質が通過できなければフィルターとしての役割を果たす訳です。

　繊維を織ってできている布のような素材（写真2-23）に比べて、**不織布**は不規則に繊維が絡み合っている（写真2-24）ことで隙間を小さくし、より**微細な粒子も逃さない**仕組みになっています。

　もちろん、この隙間が小さければ小さいほど、空気の流入も少ない訳ですから、息苦しさを伴うことになります。

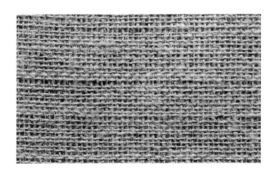
写真2-23 繊維の拡大「布」
繊維が規則的に織り重なっています。

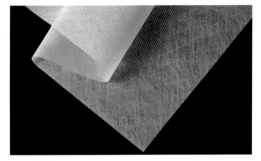
写真2-24 繊維の拡大「不織布」
繊維は複雑に絡み合っています。

3）着けるだけではダメ「正しく着ける」

　マスクの種類は数あれど、世界70億人の顔面に隙間なくフィットするマスクは存在しません。特に、**鼻の両側（鼻翼部）**（写真2-25）と**顎先**は、会話やちょっとした表情の変化などでズレが生じやすい部分なので、密着度合いを高めることが重要となります。

　一般に流通している使い捨てタイプのマスク（不織布製）では、鼻翼部にワイヤーやノーズパッドが入っているものやプリーツ（ヒダ）（写真2-26）がついているものもあり、万人への汎用性が高くなりますが、布マスクのような素材であれば、顔へのフィットにも限界があります。着用方法一つで、できるだけ感染源を吸引してしまわないような工夫を心掛けます。

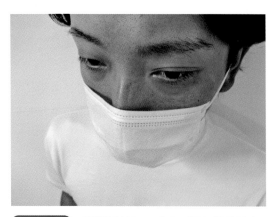
写真2-25　鼻翼部はフィットしづらい部分です

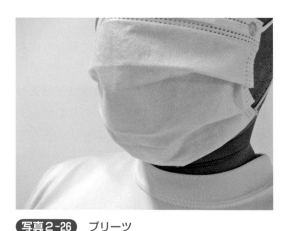
写真2-26　プリーツ
マスクの隙間感形状は素材により特徴が異なります。

4）不織布の弱点

　不織布は不規則に繊維が絡み合うような構造を成しており、これによりフィルター効果を高めています。多少の撥水・防水の加工はあっても、水に濡れてしまったものや洗濯をしたものは繊維構造が崩れ、フィルター効果が弱くなるおそれがあります。

　また、一度使用した不織布マスクにアルコール等の消毒処理をする場合も同様で、繊維に水分を含ませることが品質に影響を及ぼす可能性を考慮しなければなりません。

5）布マスクの弱点

　布マスクを着用する場合、まずはシチュエーションについて考慮する必要があります。

　医療機関（特に診察・処置を伴う区画）内や医療・救急業務時においては、原則として布マスクの使用は控えます。

　布マスクは素材次第でフィルターの性能に差が大きく出るため、ウイルスや菌の濾過能力に疑問が残ります。さらには、顔への密着が難しいものが多いため、隙間から外気が直接流入しやすいということも言えます。

　日常的な接遇、会話程度の予防策として使用する分には問題ありませんが、事業所での対面を伴う窓口業務や医療機関の従事者は不織布のマスク着用が望ましいと考えられます。

⑸　正しく着けて、正しく外す

1）正しい着用のポイント

　マスク着用の効果を最大限に発揮させるためには、正しい着用を心掛ける必要があります。

　とはいえ、難しいことも時間を要することもありません。着用に際して重要なポイントを押さえておくかどうかで、マスク着用の効果は倍にも半分にも変化します。

　マスク着用に必要な「**隙間を作らないこと**」は、マスクの形状に関わらず、マスクの**「ふち」を密着**させることが重要です。

　具体的なポイントとしては、①「**鼻**」②「**顎先**」③「**頬**」の密着を確認していきます。

　ワイヤーやパッドなど、ものによって各箇所の形状は異なりますが、今回は一般的に流通している、または医療関係者の使用頻度が高い３種類のマスクについて解説していきます。

(a)　サージカルマスク

　　医療機関で使用されるものは鼻翼部にワイヤーが内蔵されたものが多く、着用時には**鼻の形状**に合わせて**密着**させます。さらに、**顎先は頸部付近まで引き下げ**、会話などでズレないようにしておきましょう。また、着用前に一度**全体のプリーツを伸ばし**、全体のフィット感を高めておくと、不用意に隙間ができることを防止できます（写真2-27、写真2-28、写真2-29）。

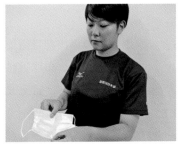
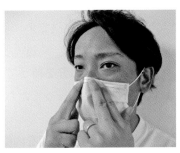
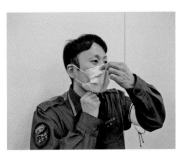

写真2-27　プリーツはあらかじめ広げておきます

写真2-28　鼻翼ワイヤーで密着 自分の顔に合わせて密着させます

写真2-29　顎先を覆うように引き伸ばします

(b)　N95マスク

　　感染疑いの傷病者の対応に使用されるN95マスクは、元々の形状が顔にフィットする構造となっています（写真2-30、写真2-31）が、鼻部分はサージカルマスク同様にワイヤーで密着を図ります。全体が硬いカップ型になっているため、使用中の顔の大きな動きや接触でズレが生じる可能性が高くなります。

　　耳に掛けるバンドをしっかりと締め（写真2-32）、密着させることはもちろん、使用中の動きにも注意が必要になります。

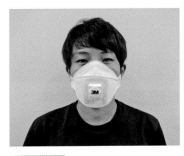
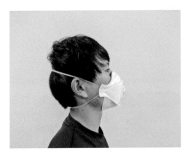
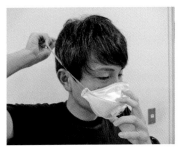

写真2-30　正面

写真2-31　側面

写真2-32　バンドを引っ張ることでしっかり密着させます

(c) 布マスク

　形状、素材など、それぞれ異なっているため、着用方法に統一性を持たせるのは難しくなりますが、装着の基本である「密着」と「隙間を作らない」という点では、ほかのマスク同様です。必要に応じ、内側に不織布やガーゼ等を当てるようにするとフィルター効果が高まります。性能として、生活圏内ではそれなりの効果を期待できますが、医療現場には適していると言えません。

2）「正しく外し」「正しく捨てる」

　マスクを使用し外からのウイルスをフィルター（濾過）するということは、裏を返せば「表面には濾過されたウイルスがたくさん付いている」ということになります。外し方から処理方法までを誤れば、マスクを着用していた意味は水の泡です。

　外す時にはまず、**マスク本体を触らない**ことです。前述のとおりマスク表面の露出部は汚染されているものとして扱い、取り外しは**バンド部分を持って**行います（写真2-33）。顔付近に触れてしまうおそれがあることから、手指消毒を行ってから取り外すことがベストと言えます。

　取り外したマスクはそのまま廃棄せず、最低限**露出面を内側に折りたたみ**、密閉できるもしくは蓋のあるゴミ箱に廃棄します（写真2-34、写真2-35）。間違っても外したままをその辺のゴミ箱にポイッ……なんてことはしてはいけません。

　繰り返し使用する布マスクは、洗濯用洗剤と次亜塩素酸ナトリウム（漂白剤）液に10分浸漬して洗浄します。

　洗濯機を使用するよりは、**手洗い**と**陰干し**を行った方が型崩れが防げます。マスクの需要が高まっている現在は、シチュエーションに合わせて布マスクも有効に活用していきたいものです。

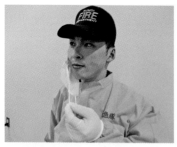

写真2-33　マスク本体は汚染されているものとして扱います

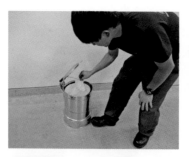

写真2-34　家庭でも蓋つきゴミ箱を用意するのが○

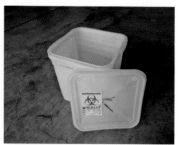

写真2-35　密閉措置が講じられる場合はこちらが◎

⑹　マスクを着けていれば安心？

1）効果はあるが、完全ではない

　マスクの選び方、装着方法、使用後の処理については、ここまででなんとなくわかっていただけたかと思います。

　では、マスクを正しく着けて正しく処理していれば、感染症は完璧に防げるのでしょうか？

　みなさんおわかりのとおり、そんなことはありません。我らが救世主のマスクも、完全無欠ではないのです（写真2-36）。呼吸ができているということは少なからず隙間がある訳ですし、勢いよくくしゃみをすれば、その**隙間から飛沫が飛び出す**ことになります。

　残念なことに、マスクなどの防護を施していても、わずかな隙を突いて感染症は迫ってきます。着用の上でもう一段階知識をもっておくと、より感染予防に効果的なマスクの力を引き出すことができるのです。

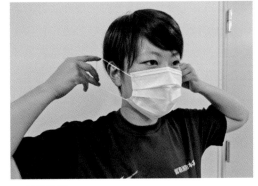

写真2-36　より効果的に予防できる知識をもっておきましょう

2）くしゃみ・咳は手で覆う

　くしゃみや咳をする時、マスクの中は想像以上の陽圧状態になります。つまり、マスクの中の空気や飛沫は、呼吸よりもすごい勢いでマスクの隙間から飛び出すことになるのです。

　まず、くしゃみや咳が出るときには**自分の手でマスク全体を覆い**、マスクの縁の部分を顔に密着させます（写真2-37）。マスク表面は、外部からの汚染が懸念されるため、**手は洗って消毒する**ようにします。また、少しでもリスク軽減を図るため、人のいない方向を向いてから、というのも忘れてはなりません。マスクを着用していてもしていなくても、最低限の**マナーを守る**（写真2-38）ことは、感染拡大も防ぐ役割もあるのです。

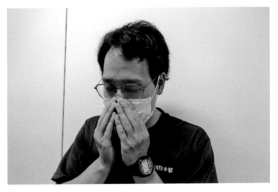

写真2-37　マスクの上から手で覆いましょう。マスクを着用していてもウイルスは漏れます

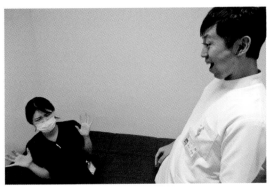

写真2-38　人にくしゃみを向けることは、感染拡大の最大の原因であり、周囲から非難の的です

3）マスクがない！　そんな時は

　マスクがない、マスクを外している時に
くしゃみが出そう……そんな時は応急的
に、ハンカチやティッシュペーパー、服の
袖（写真2-39）などで**鼻と口を覆い**、最低
限飛沫の拡散を防ぎ、周囲への拡大防止を
図るようにします。手で口を覆うことも悪
いことではありませんが、そのまま仕事を
続けてパソコンに向かったり、携帯電話を
操作したり、間違ってもドアノブや電気の
スイッチに触るなどということはあっては
なりません。

　手で口を覆いながら「へっ……くしゅ
ん！」「ゴホッゴホッ！」をした後には、
手のひらには飛沫（＝新鮮なウイルス達）
がいっぱいくっついています（写真
2-40）。即座に手洗いへ直行です。

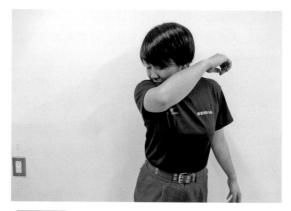

写真2-39　袖くしゃみ。最悪の場合はまずこれ

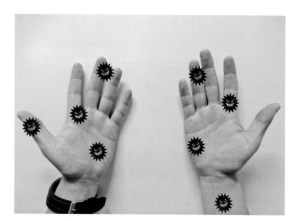

写真2-40　手で口を覆いながらくしゃみをした後
はマスクの表面と同じだけウイルスが
付着しています

第4　「換気」換気と加湿頻度・注意点〈密閉・密室を避ける最大の方法〉

(1)　そもそも換気とは

　新型コロナウイルス対策として三密の改善が最も大切なことは前節で理解いただけたと思います。

　その中で「密閉」を改善する方法が「**換気**」です。ではなぜ換気をすることが感染対策となりえるのでしょうか。

　ウイルスは換気不十分な空間において空気中のウイルス濃度が高くなり、感染のリスクが高くなります。空気感染だとイメージはつきやすいですが、今回の飛沫感染・接触感染についても同様であると考えてください。密室空間ではウイルスが長時間漂い感染リスクを高くさせます。

　そうした状況を作らないために外気を取り入れ、室内**ウイルス濃度を下げ**、常に感染リスクを低く維持する必要があるのです。これは新型コロナウイルスに限らず、インフルエンザに対する対策としても大切です。

(2)　新型コロナウイルス感染状況における密閉

　3つの密が重なる空間の感染者は18.7倍感染を引き起こすとされています。クラスターが発生した場所を見ても、「ライブハウス」や「飲食店」など密閉空間に多人数が出入りする環境で起きている傾向があります（写真2-41）。

　では、密閉空間でウイルスはどのくらい生存しているのか整理しましょう。世界各国で様々な研究結果が出ていますが、その中の情報を参考に図2-6のようにまとめています。こうした密閉空間に多人数が出入りし接触することで感染を急速に拡大していきます。

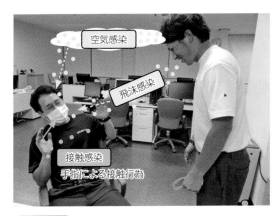

写真2-41　3つの感染経路

図2-6　物質の最大残存期間グラフ

時間が経てばウイルスは消えるから安全という解釈だけはしないよう注意してください。

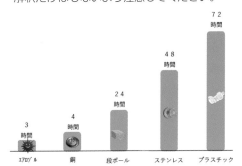

(3) 正しい換気の方法

　ここでは正しい換気の方法について整理していきましょう。換気は大きく分けると「**機械的換気**」と「**窓開放による換気**」の2種類となります。

1）機械的換気

　オフィスや商業施設、ビルなどでは多くが空気調和設備が設置されています。こちらを使用し業務に支障がない程度に換気できる体制を整えましょう（写真2-42、写真2-43）。

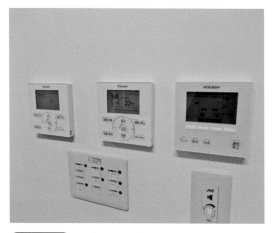

写真2-42　空気調和設備操作部

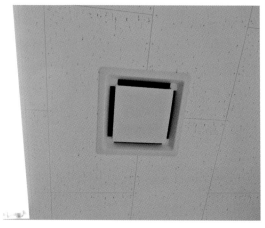

写真2-43　天井の排気部分

2）窓開放による換気

　換気の頻度は「**30分間に1回**以上」、時間は「**数分間**」とされていますので、窓は必ず全開放にしましょう（写真2-44）。また、区画の状況にもよりますが、できる限り**対角の窓2枚**を開放し、風が区画の真ん中を通る環境を作りましょう。

(4) 空気清浄機は効果があるか

　一般的な空気清浄機（写真2-45）はホコリやゴミ、花粉などには効果があるとされていますが、ウイルスにはどうでしょうか。

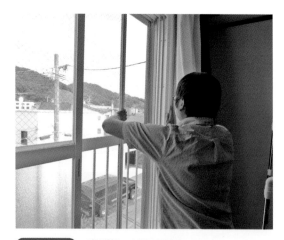

写真2-44　窓開放。外気の流入

　今回の新型コロナウイルスの感染経路は「**飛沫感染**」「**接触感染**」とされています。くしゃみや咳で飛沫するしぶきを全て滅菌することは不可能でしょう。また、空気清浄機は通過する空気量が換気量と比較して少ないため**あまり効果が期待できません**。

　ですが、補助的な役割として狭い区画であったり窓が無い区画のときは使用してもいいでしょう。ただし空気清浄機だけに頼ってはいけません。空調や窓開放による換気と併用すること

で、ウイルス以外の原因物質の排除の役割を果たしてくれます。

　また、救急車内においても換気設備以外にUVフィルター換気の機械を取り付けているものもあります。それぞれの機能と合わせて、窓開放による換気を行い効率よく救急車内の換気して隊員や家族の二次感染を防ぎましょう（写真2-46）。

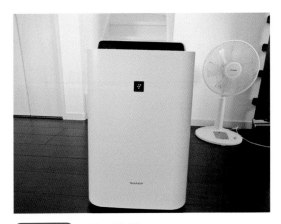

写真2-45　空気清浄機

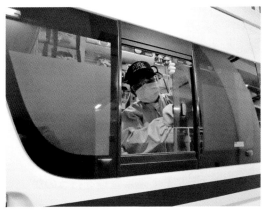

写真2-46　救急車内換気。救急車を「走る密室」にしてはいけません

⑸　温度管理と湿度管理
1）インフルエンザウイルス

　温度・湿度とウイルスの関係性で代表的なインフルエンザウイルスから整理していきましょう。

　インフルエンザウイルスは、寒くて乾燥した環境で活性化する（写真2-47）と言われており、12〜2月頃まで毎年のように流行しているのも寒くて乾燥した環境が影響しています。実験では、温度を20.5〜24℃、湿度20〜25％の設定でウイルスの6時間生存率が66％。この環境の湿度を49〜51％に変更すると6時間生存率が3〜5％まで落ちたという研究結果が出ています。

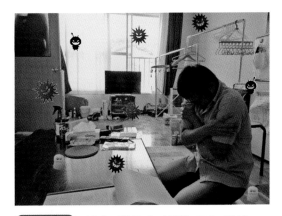

写真2-47　寒くて震えている周りにウイルス

　ウイルスには温度と湿度を適切に保つことで感染リスクを減らすことができるのです。

2）新型コロナウイルスにはどうなのか？

　それでは新型コロナウイルスに対してはどういった変化が起きるのでしょうか。

　米国微生物学会が発表した論文では、SARSコロナウイルスを対象とした研究結果が出てい

ます。SARSコロナウイルスは今
回の新型コロナウイルスの近縁ウ
イルスです。

　図2-7は室温20℃の状態での実
験結果です。室温20℃といえば、
人が快適に過ごす温度域であり、
自宅やオフィスと同じ環境温で
す。SARSコロナウイルスでもイ
ンフルエンザウイルスのように**湿
度50%**の状態が最もウイルスが不
活性化することが結果として出ています。

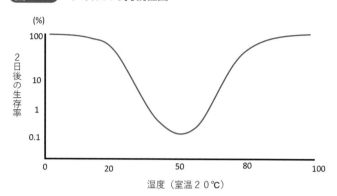

図2-7　ウイルスの持続性図

（縦軸）2日後の生存率（%）

湿度（室温20℃）

3）どのようにして湿度管理を行うのか

　湿度管理はその時期、気候により方法が大きく異なります。インフルエンザウイルスは低温
期に増殖しますが、新型コロナウイルスは**温度による変化がない**ため、それぞれの季節に合わ
せた対策が必要です（写真2-48、写真2-49、写真2-50、写真2-51）。誤った方法を行わないよう
に注意して、感染リスクを抑えましょう。

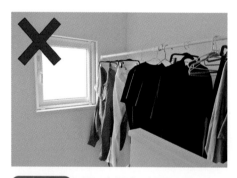

写真2-48　夏：高温時〜部屋干しダメ

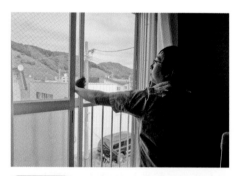

写真2-49　夏：高温時〜換気徹底。高温多
湿を避け、通気を心がけます

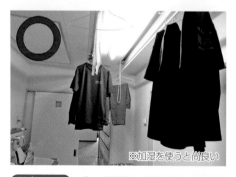

※加湿を使うと尚良い

写真2-50　冬：低温気〜部屋干し＋加湿

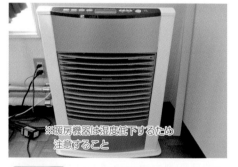

※暖房機器は湿度低下するため
注意すること

写真2-51　冬：暖房乾燥状態は×、適度な
温度と湿度を保つ

4）エアコン使用時も換気が必要

　夏の暑い時期は窓を閉め切ってエアコンの冷房を使用することが増えます。また、冬季間でもエアコンで暖房も賄えるため、年中窓を閉めてエアコンで温度管理……なんていう家庭も少なくないかもしれません。

　実は、エアコンは室内の空気を循環させながら冷やしたり暖めたりしているため、根本的に**換気の役割は果たしません**。室外機がついていて外気との交換がありそうですが、室外機の役割は「熱交換」であるため、ほかに換気の手段を用いない限りは室内の空気はただ温度だけが変化し、グルグル回っていることになります（図2-8）。

　少しもったいない気もしますが、冷暖房時でも、定期的に換気を行って室内と外気を入れ替えることが必要となります。

図2-8　エアコンでの空気循環。微細な粒子はエアコン内を素通りしてしまいます

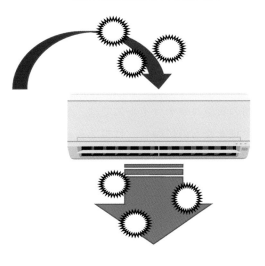

第5 「手洗い」最大の感染予防策

(1) 手の汚れを侮るな

　感染症予防としてよく耳にするのが「**うがい**」「**手洗い**」ではないでしょうか。特に手洗いは小さい頃から耳にする感染予防策と言えましょう。

　今回の新型コロナウイルスでは、飛沫感染、接触感染が感染経路となっています。手は生活の中で様々なものに触れ、目視できるものできないもの問わず徐々に汚染されています。特に目視できない汚染がある場合は汚れていることに気づきません。その時に手洗いをせずに目をこすったり（写真2-52）、口元を触れてしまう（写真2-53）と、皮膚や粘膜から病原体の進入を許す形となってしまいます。

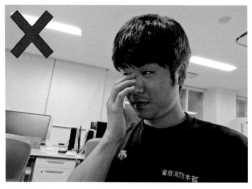

写真2-52　目をこする。一番やってしまいがちなウイルスの貰い方

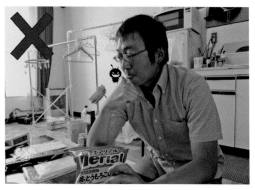

写真2-53　指を舐める。口〜喉、気管は粘膜の連続です

(2) 救急隊は手袋を過信するな！

　救急隊は感染防ぎょとして必ず出動中は手袋を着装します。それによって直接汚染されることを防ぎ、傷病者を汚染させることを防止しています。

　ですが、活動中は様々なトラブルがあり、いつの間にか手が汚染されていることがあります。鞄のチャックにゴムが引っかかったことで気づかないうちに手袋に穴が空いていたり（写真2-54）、手首が露出されて皮膚が直接傷病者に触れてしまったり（写真2-55）と言った場面を経験している方も多いのではないでしょうか。

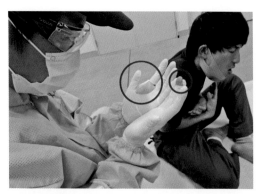

写真2-54　手袋。穴・露出部分がないか逐一確認することが重要

その手をそのまま放置すると知らず知らずに汚染を拡大させ、自らも感染してしまう結果となります。

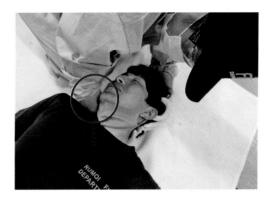

写真2-55　袖をめくったまま頭の下に腕を入れて汚染

⑶　正しい手洗いが感染予防の最大のポイント

1）正しい手洗いの方法

ここでは、正しい手洗いの方法を紹介していきます。この手順をマスターして自分や家族などへの感染リスクを抑えましょう。

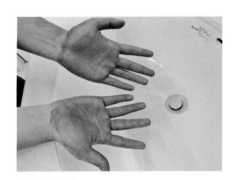

写真2-56　汚れた手

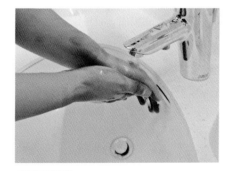

写真2-57　初めに流水で手洗いします

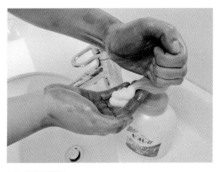

写真2-58　洗浄液をつけましょう

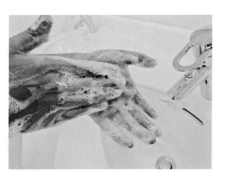

写真2-59　十分に泡立てましょう

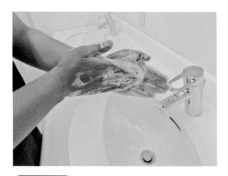

写真2-60 まずは手のひらを擦り合わせて洗います

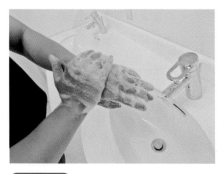

写真2-61 次に手の甲を洗います

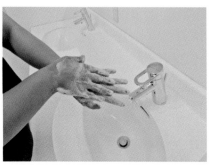

写真2-62 指の間・股もしっかり洗いましょう

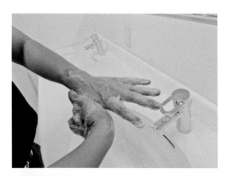

写真2-63 親指の付け根も忘れてはいけません

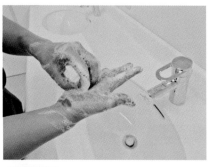

写真2-64 手のひらの上で指先を洗います

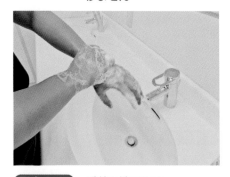

写真2-65 手首を洗います

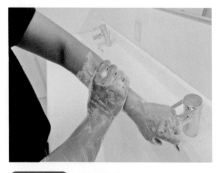

写真2-66 肘付近まで洗うとより効果的です

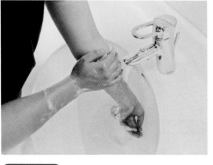

写真2-67 流水でよく洗い流してください

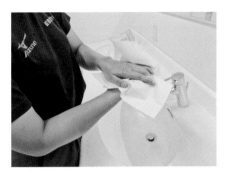

写真2-68　ペーパータオルでしっかりと水分を拭き取りましょう

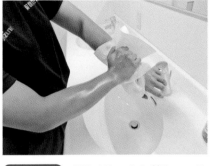

写真2-69　汚れがしっかり落ちているのがわかりますね

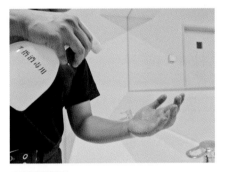

写真2-70　次にアルコール消毒をしましょう

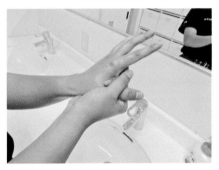

写真2-71　親指の付け根を擦りこみます

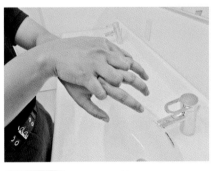

写真2-72　指の間も擦りこみます

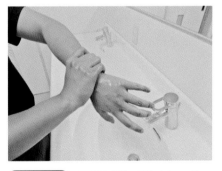

写真2-73　手首も擦りこみましょう

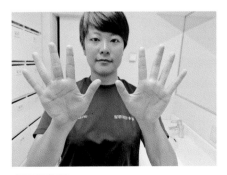

写真2-74　これで手洗い完了です

2）こんなところに汚れが……

　手洗いをする上で見逃しがちな汚れを覚えておくことで、洗い残しを防ぐことができます。目に見えない汚れも入り込んでいると考えて確認し手洗いをしましょう。

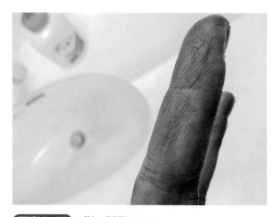

写真2-75　指の側面のしわ

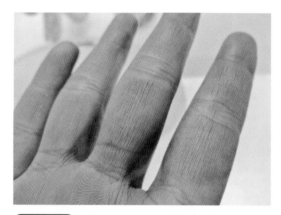

写真2-76　指のしわ

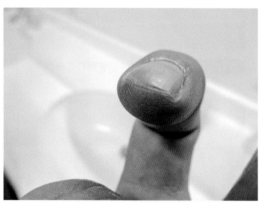

写真2-77　爪の隙間

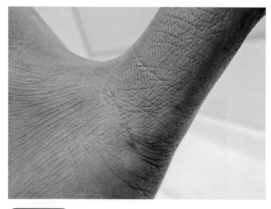

写真2-78　親指の付け根

第6　「うがい・鼻うがい」効果はあるのか

(1)　うがいはなぜ大切なのか

私生活の中でウイルスや細菌は口や鼻、粘膜からの進入を試みてきます。それらを無意識に吸い込み喉に留まると感染症の原因となります。

うがいをすることで喉や口の粘膜に付着した**ウイルスを洗い流す**効果があります（写真2-79）。また、口腔内の乾燥を防ぐことにより粘膜の表面の繊毛運動が弱くなることを防ぎます。

風邪を引いたあとにも効果的です。うがい薬を使用することで、喉の炎症を抑えることができ、痛みを和らげることもできます。

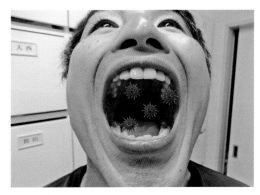

写真2-79　のどに付着したウイルス。ウイルスは乾燥した粘膜にくっつきます

また、緑茶でうがいをするとカテキンの抗菌力により効果的などの情報もあります。方法は様々ですが、ここでは基本的な方法を学んでいきましょう。

(2)　新型コロナウイルスに効果はあるのか

WHOの見解では新型コロナウイルスに対し、うがいの効果はないと明示されています。

また、うがいの文化としても日本以外の国々ではあまり奨励されていないのが現状です。ですが、従来のコロナウイルスには少なからず効果があるとされており、体調管理の一環としてうがいを実施することは大切です。

注意点として覚えなければならない事は、**洗面所が清潔か**どうかにより接触感染を引き起こす可能性が有ること、またポビドンヨード（イソジン®など）**共有するものを介した接触感染**の危険があるため注意が必要です。

また、最近の研究ではポビドンヨードが含まれた殺菌効果のあるうがい薬を使用することで、**唾液内のウイルスが減り**感染拡大を防ぐ一役を担う可能性があるとされてきています。

これからの研究結果次第では非常に重要な予防策となりえる可能性があります。そのときのためにも基本的なうがい方法、うがい薬を学び正しい感染予防をしていきましょう。

⑶ 正しいうがいの仕方

うがいは1日2回＋帰宅時にしましょう

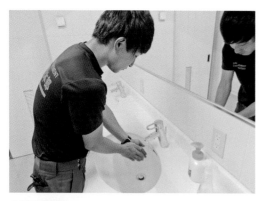

写真2-80 正しい手洗いをします。コップや薬品に細菌が付く可能性があります

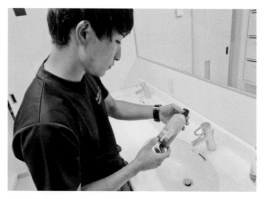

写真2-81 うがい薬は決められた用量を守りましょう。ここではポビドンヨード含有のものを使用します

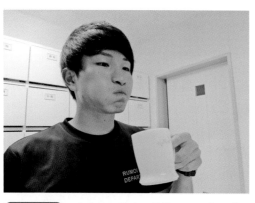

写真2-82 まずは口腔内の洗浄のため水でブクブクゆすいでください。うがい薬を使用すると尚効果的です

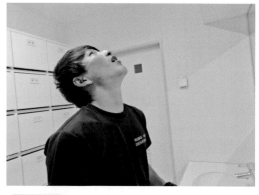

写真2-83 うがい薬を含みガラガラうがいをします。2～3回に分けてするとよいでしょう

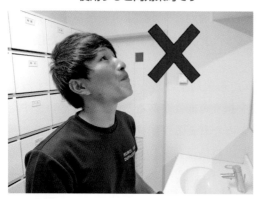

写真2-84 うがいした水を飲み込むと細菌やウイルスがそのまま運ばれる可能性があるので吐き出しましょう

⑷ 鼻うがいの方法と注意点

　鼻は普段鼻水などで細菌やウイルスを吐き出し、鼻をかむことで出し切ろうとしますが全てを出し切るのは困難です。

　そこで鼻の粘膜を清潔に保つ補助的な方法として鼻うがいがあります。正しい方法で行うことでウイルス等を洗い出し、乾燥を防ぐ効果があります。ただし、やりすぎると中耳炎などを引き起こすリスクとなってしまいます。1日1〜2回を目安としましょう。ここでは自作液で行う方法と市販薬を使用する方法を紹介します。市販のほうが専用器具があり容易に実施可能です（写真2-85）。

食塩水を使う場合

ⅰ　0.9%濃度の食塩水を作ります。沸騰したお湯を使用し40℃程度に冷まします。

ⅱ　鼻の穴に差し込めるボトルを使用し流し込みます。顔が上を向かないようにします。また、洗浄液は飲み込まないよう注意してください。ストローを使用し片方の穴をふさぎながら吸う方法（写真2-86）もあります。

ⅲ　流し込んだ洗浄液を鼻から出しましょう。

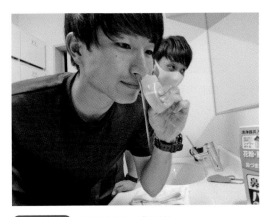

写真2-85　鼻うがい。市販品

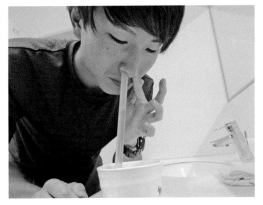

写真2-86　ストローを使う方法

第7 消毒

(1) アルコール消毒の効果

アルコールの新型コロナウイルスへの作用機序（薬が治療効果を及ぼす仕組み）は、ウイルスがまとっているエンベロープと言われる**脂質**でできている**膜をアルコールが破壊**することによってウイルスを死滅させます。

アルコールは、すぐに蒸発し、残留もしないため、**手指の消毒**や**物品の消毒**にも有効です。ただし、水分や汚れにより濃度が低下すると、期待した効果が得られない可能性があること、また、プラスチックやゴムを劣化させる性質を持っている点に注意してください。

アルコールが最大限に有効な濃度は、70％から90％程度の濃度が保たれている場合と言われており、濃度が60％以下に薄まっていたり、95％以上と濃すぎると思っているような効果が得られないことにも注意が必要です。

また、**引火性**があるので空間噴霧は絶対にやめましょう。

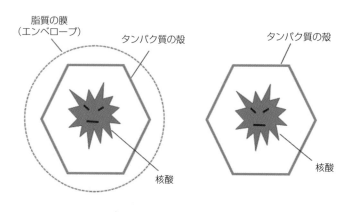

図2-9　図2-10

エンベロープウイルスとノンエンベロープウイルスの違い

脂質の膜（エンベロープ）
タンパク質の殻
核酸
エンベロープウイルス

タンパク質の殻
核酸
ノンエンベロープウイルス

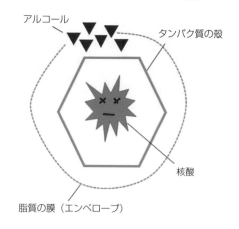

図2-11

脂肪の膜をアルコールが破壊し不活化

アルコール
タンパク質の殻
核酸
脂質の膜（エンベロープ）

エンベロープウイルス

1）正しい手指消毒の方法

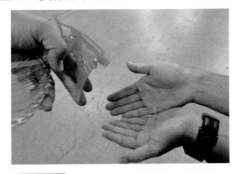

写真2-87　アルコール消毒液を適量手につける

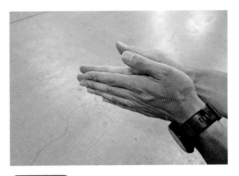

写真2-88　手の平同士をこすり合わせる

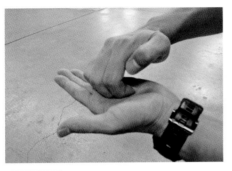

写真2-89　指先や爪もともしっかりこする（反対の手も）

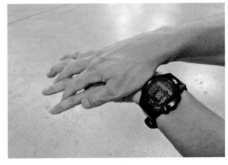

写真2-90　手の甲も忘れずに（反対の手も）

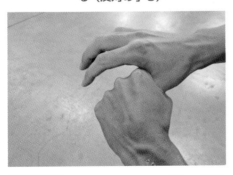

写真2-91　親指もしっかりと消毒（反対の手も）

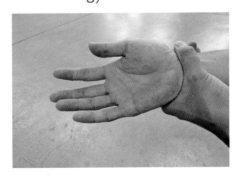

写真2-92　手首も忘れずに（反対の腕も）

2）テーブル消毒の例

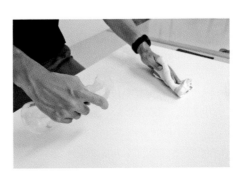

写真2-93

テーブル等にプシュッ！
拭き上げ前の写真

(2)　次亜塩素酸ナトリウムの効果

　次亜塩素酸ナトリウムのウイルスへの作用機序は、次亜塩素酸及び塩素がウイルスの**細胞膜や細胞質中の有機物を酸化分解**します。ウイルス自体に対しては構成タンパク質を酸化させることによって不活性化します。

　使用方法は、0.05％に希釈した液で拭き取り、**その後水拭き**することが推奨されています。

　金属に対する腐食性が強いので、金属の消毒には不向きとされています。また、皮膚への刺激が強く、吸引してしまうと健康に影響する可能性もあるので、使用する場合はマスクや手袋を必ず着用し、十分注意して取扱いましょう。

　作り置きすると塩素が蒸発して徐々に濃度が低下するため、**使用するたび調合**するようにしましょう。

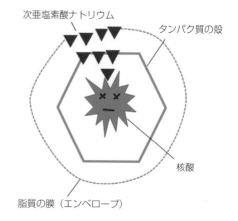

図2-12

エンベロープ及びカプシドを次亜塩素酸が突破し不活化

次亜塩素酸ナトリウム
タンパク質の殻
核酸
脂質の膜（エンベロープ）

エンベロープウイルス

1）0.05％濃度の希釈液を作る場合

　（原液の濃度が5～6％の塩素系漂白剤を使用する場合）

　水500mLに対しペットボトルのキャップ1杯の次亜塩素酸ナトリウムを入れます

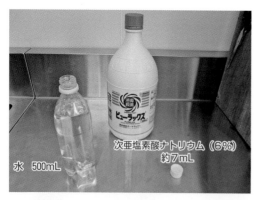

水　500mL
次亜塩素酸ナトリウム（6％）
約7mL

写真2-94　0.05％濃度次亜塩素酸ナトリウム希釈液の作り方

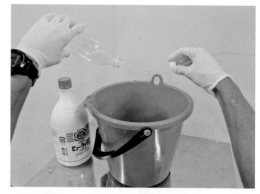

写真2-95　0.05％濃度次亜塩素酸ナトリウム希釈液の作り方

（原液の濃度が5～6％の塩素系漂白剤を使用する場合）
水500mLに対しペットボトルのキャップ1杯の次亜塩素酸ナトリウム

(3)　次亜塩素酸水

次亜塩素酸水は、次亜塩素酸を主成分とする酸性の溶液です（名前がよく似た次亜塩素酸ナトリウムはアルカリ性）。**酸化作用**により、新型コロナウイルスを破壊し無毒化することができます。

現在世間に流通している次亜塩素酸水について、拭き掃除などで使用する場合は、**汚れ（手垢や油脂等）をあらかじめ除去**したうえで、35ppm以上の次亜塩素酸水を対象物に対して十分な量を使用すること（独立行政法人製品評価技術基盤機構公表）とされています。ただし、不安定な物質のため、**冷暗所に保管し早めに使い切る**ことが必要です。

濃度が高いものを使用する場合はゴム手袋を着用し、飛沫を吸い込まないようにしましょう。また、空間除菌をうたった商品も発売されていますが、目や皮膚への付着や吸入による健康影響のおそれがあり、推奨されていません。

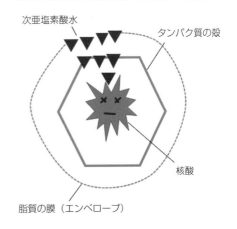

図2-13

脂肪の膜を次亜塩素酸水が突破し不活化

次亜塩素酸水
タンパク質の殻
核酸
脂質の膜（エンベロープ）

エンベロープウイルス

⑷　消毒薬あれこれまとめ

1）アルコール

アルコール消毒が有効なもの	アルコール消毒が不向きなもの
・手指消毒 ・ドアノブやテーブル ・トイレ等身の回りの消毒	・ゴムやプラスチックは劣化させるおそれがある（消毒自体は有効）

アルコール消毒を使う場合の注意点

ⅰ　濃度が低いと効果が得られない。

ⅱ　エタノール含有量が60～90％程度のものを使用する。

ⅲ　火源があると引火するおそれがあるので、火気の近くでは使用しない。

ⅳ　可燃性蒸気が発生するので、直射日光が当たる場所で保管しない。

ⅴ　アルコール過敏症の方は、使用を控える。

2）次亜塩素酸ナトリウム

次亜塩素酸ナトリウム溶液が有効なもの	次亜塩素酸ナトリウム溶液が不向きなもの
・ドアノブやテーブル、トイレ、取っ手等身の回りの消毒。	・手指消毒、金属製品や木製製品

次亜塩素酸ナトリウム溶液を使う場合の注意点

ⅰ　消毒したい対象物の汚れによって、濃度や殺菌力が低下してしまうので、汚れはあらかじめ落とすことが必要。

ⅱ　希釈した液材は劣化が早いので、使用する都度必要な量を調合する。

ⅲ　人体に影響があるので、換気の良い場所で使用し、マスクやゴム手袋等を着用して使用する。

ⅳ　酸性の洗剤と混合すると有害な塩素ガスが発生するので絶対に混ぜないこと。

3）次亜塩素酸水

次亜塩素酸水が有効なもの

十分な量の次亜塩素酸水で表面をヒタヒタに濡らせるもの（テーブルなどの平面なもの）、材質としてはドアノブやトイレ等にも使用可能ですが、十分な量でヒタヒタに濡らす必要があります。

次亜塩素酸水を使う場合の注意点

ⅰ　濃度が低いと効果が得られない。

ⅱ　拭き取りで使用する場合は、有効塩素濃度が80ppm以上のものを使用する。

ⅲ　消毒したい対象物の汚れによって、濃度や殺菌力が低下してしまうので、汚れはあらかじめ落とすことが必要。

ⅳ　濃度が高いものを使用する場合は、マスクやゴム手袋を着用し、吸入しないよう注意する。

⑸　家庭で消毒する場所

1）ドアノブ

　玄関や各部屋のドアノブは、家族やお客さんみんなが触れる場所です。ドアノブを介してどんどんウイルスがあちこちに広がっていくものと認識しましょう（写真2-96）。

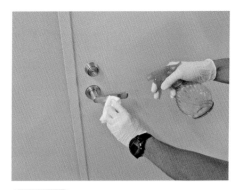

写真2-96　ドアノブ拭きあげの写真

2）洗面所

　意外と盲点なのが蛇口です。

　手洗いの都度触れる場所ですので、手洗いの都度消毒するようにしましょう。

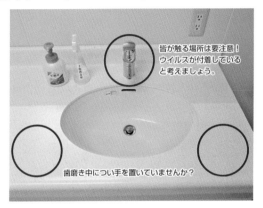

皆が触る場所は要注意！
ウイルスが付着していると考えましょう。

歯磨き中につい手を置いていませんか？

写真2-97-1　蛇口

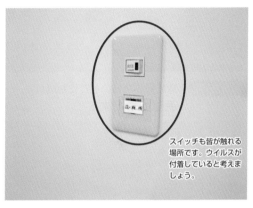

スイッチも皆が触れる場所です。ウイルスが付着していると考えましょう。

写真2-97-2　電気のスイッチ

3）トイレ回り

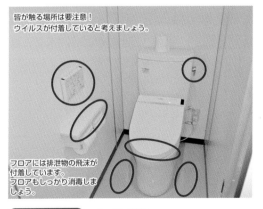

皆が触る場所は要注意！
ウイルスが付着していると考えましょう。

フロアには排泄物の飛沫が付着しています。
フロアもしっかり消毒しましょう。

写真2-98-1　トイレ回り

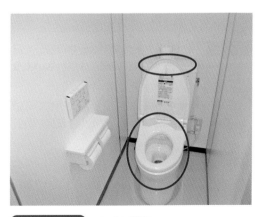

写真2-98-2　トイレ回り

第8 家庭に持ち込まないために

帰宅後、家の中にウイルスを持ち込まない対策は以下のとおりです

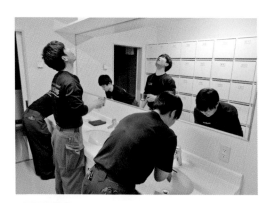

写真2-99　家に帰ったら、どこにも触れず、手洗いに直行する

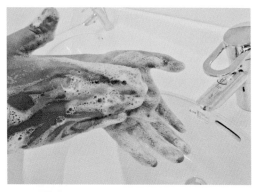

写真2-100　石けんやハンドソープで入念に手洗いを行い、できれば顔も洗う

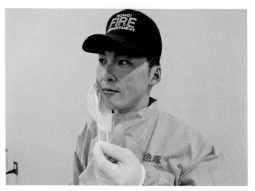

写真2-101　マスクを外す際はひもの部分を持ち、マスク前面には触れないようする

（マスク廃棄用に密閉できるゴミ箱やゴミ袋を玄関に置くと家の中にウイルスを持ち込むリスクを低減できる。）

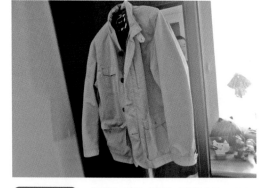

写真2-102　上着などは玄関に保管することも考慮する

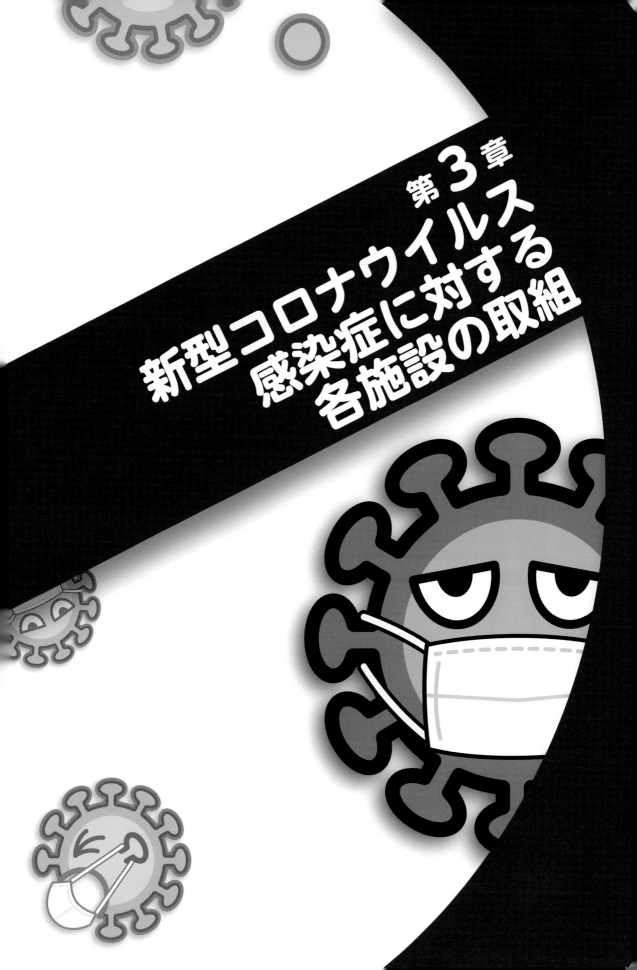

第3章
新型コロナウイルス感染症に対する各施設の取組

第1　消防における取組

　新型コロナウイルス感染症と最前線で対峙する消防機関においては、病院等の医療機関と同様に、厳戒態勢で業務に当たっています。

　消防署は救急活動を中心に様々な感染症のリスクに晒されており、日常的に消毒や滅菌作業を行っていますが、今般の新型コロナウイルスに対しては、社会的影響が大きいため、より念入りな対応を取っています。

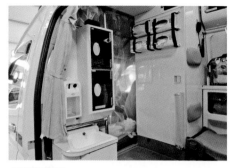

写真3-1　感染防止に配慮し、運転席と患者室の間を養生した救急車

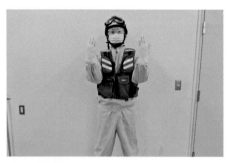

写真3-2　感染防止衣を装着した救急隊員

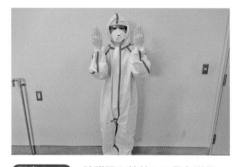

写真3-3　防護服を装着した救急隊員

通報、要請時の情報により装備を使い分けて出動しています。

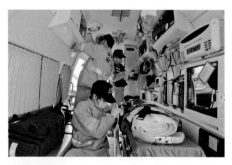

写真3-4　救急搬送後の車内消毒と換気

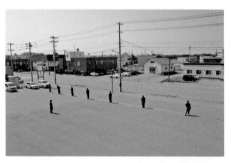

写真3-5　日課の体操時も大幅に間隔を空けて実施

第2　介護施設における取組

　介護施設での新型コロナウイルス対応を紹介します。

　介護施設での多くのクラスター発生事例が報告されています。潤沢な予算を持つ施設はほとんどないことから、どこにお金を掛けるかの判断が重要になります。

写真3-6　ご協力いただいた「老人保健施設　ひだまりの里」

（北海道上川郡東川町西町８丁目29番１号）

⑴　入・退館者対策

　入所者と通所者とは動線を分離させ接触を避けています。

1）一般玄関

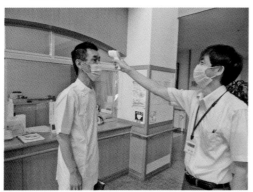

写真3-7　来館者全員の体温を測定し記録します

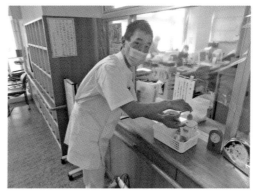

写真3-8　次に来館者に手指消毒を行い、来館者名簿に必要事項を記載した上で入館が許可されます

2）職員玄関

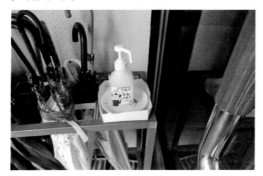

写真3-9　職員の出勤時の対応

職員玄関に置かれた手指消毒用アルコール。

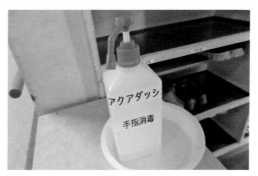

写真3-10　下駄箱横にもアルコールを置き、こまめに消毒できるようにしています

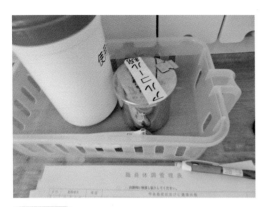

写真3-11　体温計が置いてあります

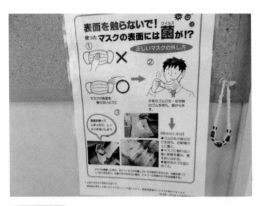

写真3-12　体温測定後、体調を含めて管理表に記載します

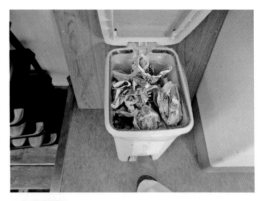

写真3-13　退館時のマスク処理方法を示したもの

写真3-14　マスクはチラシに包まれて捨てられます

3）浴室

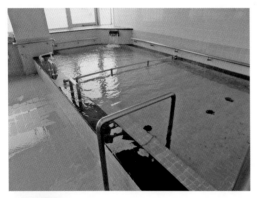

写真3-15　浴室

新型コロナウイルス感染症の流行拡大以前は入所者と通所者（デイサービス利用者など）の浴室は共用でしたが、現在は入所者と通所者の浴室はそれぞれ専用としています。

⑵　密接を避ける

密接とは、手が届く距離での会話や運動を指します。

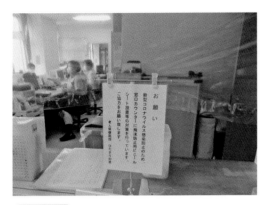

写真3-16　窓口カウンターにはビニールシートを貼っています

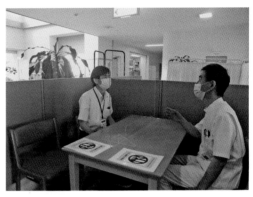

写真3-17　面談コーナーにはアクリル板の衝立を置いています

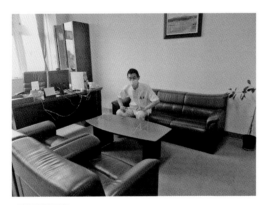

写真3-18　施設長室にもアクリル板を置いています

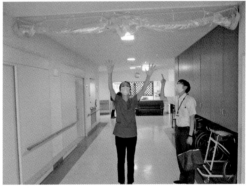

写真3-19　棟を区切るビニール幕。感染者が出た場合にこの幕を用いて区画します

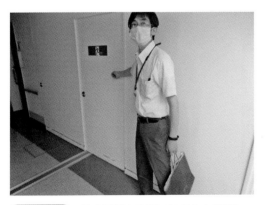

写真3-20　防火扉がある棟ではそれを区画に使います

(3) 密集を避ける

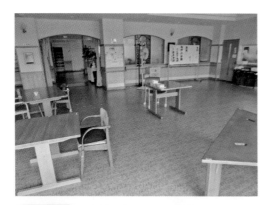

写真3-21 間隔を広く取った食堂

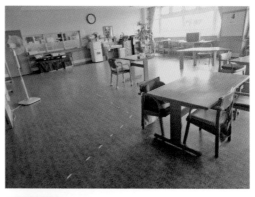

写真3-22 食堂

床に貼られたビニールテープは、新型コロナウイルス感染者が発生した場合の境界線です。右側が入所者のスペース、左側は通所者用の配膳車用通路とし、入所者と通所者を分けるものです。

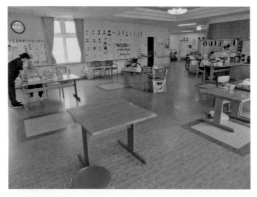

写真3-23 別の棟でもテーブルの間隔を広く取っています

(4) 密閉を避ける

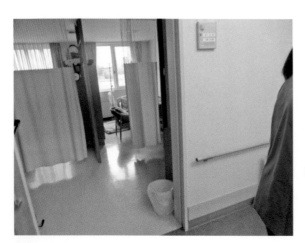

写真3-24

居室はできるだけ窓を開けています。また入り口の戸は開放し、空気の流れを作っています

(5)　職員の対応

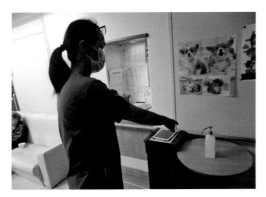

写真3-25　至る所に消毒用アルコールを配置しています

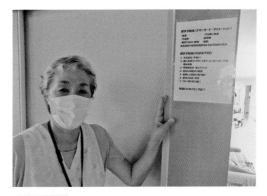

写真3-26　居室入り口に掲げられた標準予防策

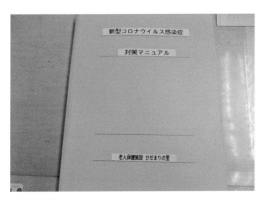

写真3-27　施設独自の「新型コロナウイルス感染症対応マニュアル」

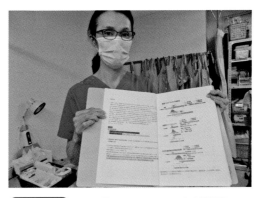

写真3-28　図を使ってわかりやすく説明しています

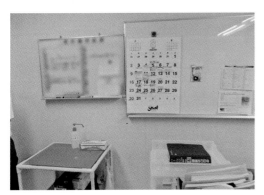

写真3-29　医務室にもアルコールを置いています。整理整頓を心がけています

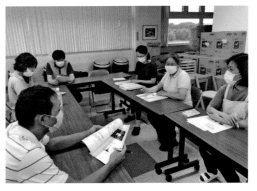

写真3-30　定期的に開催している感染症対策委員会

今回は保健所から配られた資料内容の周知を行いました。

(6) 問題点

　この施設では入所者は常時70人以上います。またデイサービスでは毎日30人程度が訪れます。

　限られた予算でこの人数に対応するのは難しい面があります。

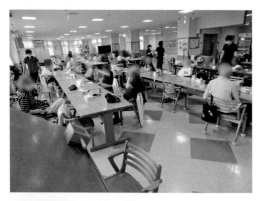

写真3-31 デイサービス棟

毎日これだけの人数が集まります。デイサービス利用目的の一つに「他人との関わりをもつ」ことがあるため、密接を避けるには限界があります。

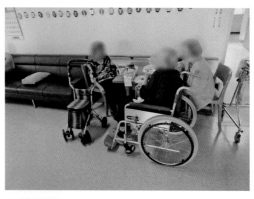

写真3-32 入所者の様子

こちらも密接は避け難い状況です。

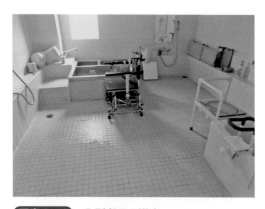

写真3-33 入所者用の浴室

通所者と入所者の動線を分離させたことで、入所者はこの小さい浴室でしか入浴できなくなりました。

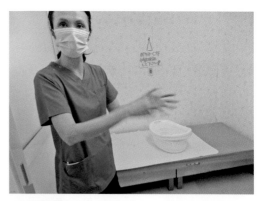

写真3-34 脱衣所も狭く、介助者は大変な苦労をすることになりました

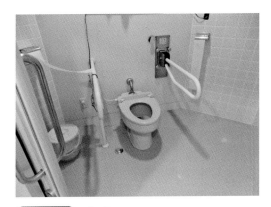

写真3-35　トイレ

便蓋がないため、水洗時に飛沫が飛び散る危険があります。

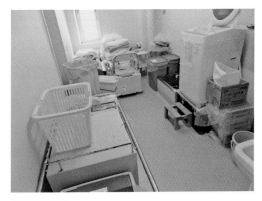

写真3-36　汚物処理室

リネンに混じってゴミも一時保管されています。

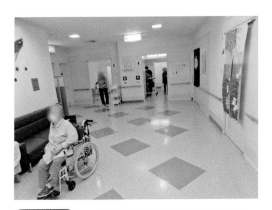

写真3-37　マスクを着用している入所者もいますが、大半の入所者はマスクを着用していません。当施設では感冒症状などがある場合にマスク着用を指導していますが、すぐ外してしまったりすることがあります

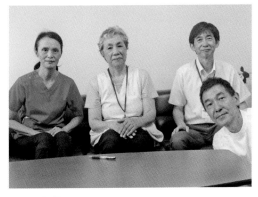

写真3-38　ご協力いただいた方々

写真左から太田 晶子様、澤田 成子様、進藤政裕様、前列白衣は玉川進
「施設の良いところばかりではなく悪い点も書いてください」とのお言葉をいただき、問題点も挙げさせていただきました。ご協力まことにありがとうございました。

第3 学校

学校での新型コロナウイルス対応を紹介します。

学校では都道府県からの指導や地方自治体の教育委員会からの指導が行われています。また
それぞれの学校が工夫して感染を防いでいます。

(1) 健康チェック

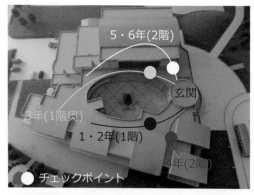

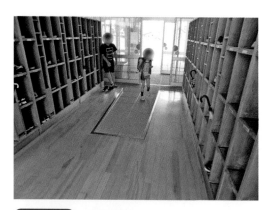

写真3-39　登校から教室に入るまでの児童の動線。学年ごとで動線が異なります。教室に入る前にチェックポイントを通ります

写真3-40　登校風景

図3-1　家庭で毎朝検温と体調確認をして、健康観察シートに記入し持参します

健康観察シート　（保健ファイルにはさめて提出）　　　　　　　　　年　組　番　氏名

＊お子様の健康を守るために、毎日の健康観察が大切です。毎朝、体温を測り、お子様の体調確認をお願いします。
＊発熱や風邪症状がある場合、体調がすぐれない時は、自宅で休養させるようお願いします。学校にその旨連絡してください。
＊基礎疾患があり、登校に関して不安がある場合は、かかりつけの医師にご相談し、配慮事項等学校までお知らせください。

月　日	7月1日	2	3	4	5	6	7	8	9	10	11	12	13	14	15	16
曜　日	水	木	金	土	日	月	火	水	木	金	土	日	月	火	水	木
今朝の体温（平熱　℃）	℃	℃	℃	℃	℃	℃	℃	℃	℃	℃	℃	℃	℃	℃	℃	℃
体調　のどの痛み																
せき																
だるさ																
息苦しい																
その他																

月　日	17	18	19	20	21	22	23	24	25	26	27	28	29	30	31
曜　日	金	土	日	月	火	水	木	金	土	日	月	火	水	木	金
今朝の体温（平熱　℃）	℃	℃	℃	℃	℃	℃	℃	℃	℃	℃	℃	℃	℃	℃	℃
体調　のどの痛み															
せき															
だるさ															
息苦しい															
その他															

・毎朝検温後、体温を記入　・当てはまる体調項目があれば○をつける　・その他には症状を簡単に記入（例：頭痛、腹痛等）
・休日もできるだけお子様の健康観察をお願いします。

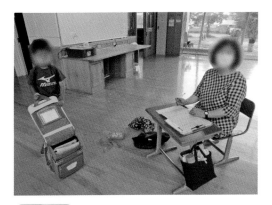

写真3-41　１・２年生

健康観察シートを学年の先生に渡して、チェックしてもらいます。

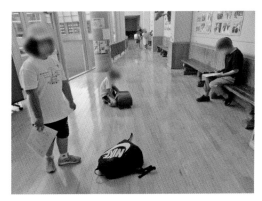

写真3-42　３年生

健康観察シートを学年の先生に渡して、チェックしてもらいます。

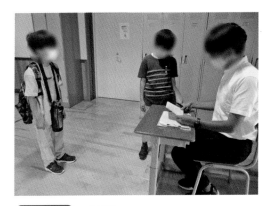

写真3-43　４年生

健康観察シートを学年の先生に渡して、チェックしてもらいます。

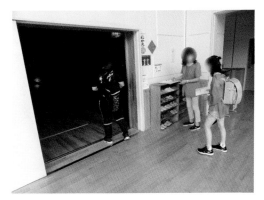

写真3-44　５・６年生

健康観察シートを渡した後は廊下の密を避けるため、体育館を通り２階の教室へ向かいます。

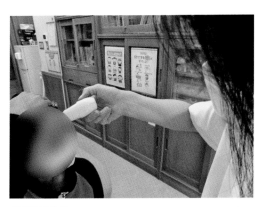

写真3-45　自宅で体温測定を忘れた児童は保健室で体温を測定します。37℃以上あった場合も再検温します

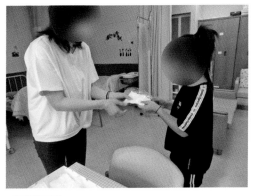

写真3-46　マスクは必須。忘れた児童は保健室でマスクをもらいます

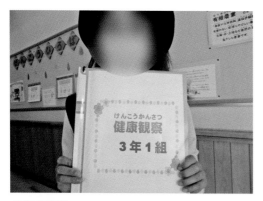

写真3-47 当番の児童は保健室前に置いてある健康観察ファイルを教室に持っていきます

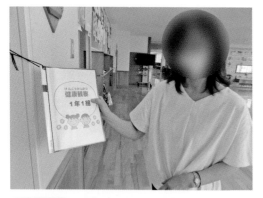

写真3-49 朝の会終了後に養護教諭が回収します

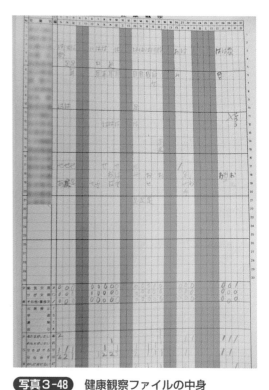

写真3-48 健康観察ファイルの中身

担任が朝の会で児童の体調を直接チェックして記入します。欠席者や遅刻者も記入します。

(2) 授業

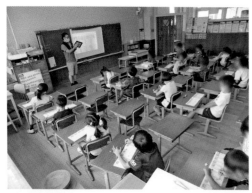

写真3-50 机は一列空けて、ソーシャルディスタンスを確保しています

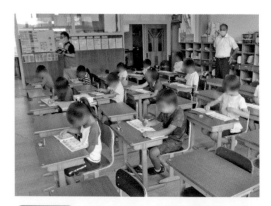

写真3-51 児童は基本、マスクを着用しています。体育授業では外します。暑い日、熱中症予防のため、発声しない時には外す場合もあります

(3)　図書室

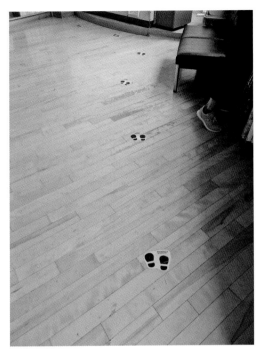

写真3-52　本の貸し借りの時に並ぶ間隔を示す足跡マークです

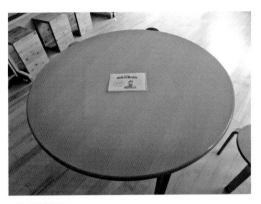

写真3-53　閲覧机の天板は消毒してあります

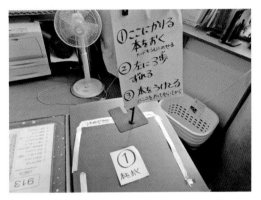

写真3-54　本を借りる時の注意点が書いてあります

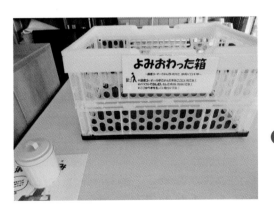

写真3-55　閲覧したが借りなかった本の返却箱

直接本棚には戻さずに、箱に入れます。閲覧の多い人気の本はあとで司書が本を拭いたり、日を置いてから本棚に戻します。

(4) 給食

図3-2 給食当番健康観察票

給食当番(教職員含む)健康観察票

令和　年　月分　　　　　　　　　　　　　　　　　　学校名＿＿＿＿＿＿＿＿＿　　年　組

No.	児童生徒名 健康状態※1	月				火				水				木				金				月				火				水				木				金				特記事項
		①	②	③	④	①	②	③	④	①	②	③	④	①	②	③	④	①	②	③	④	①	②	③	④	①	②	③	④	①	②	③	④	①	②	③	④	①	②	③	④	
1																																										
2																																										
3																																										
4																																										
5																																										
6																																										
7																																										
8																																										
9																																										
10																																										
11																																										
12																																										
13																																										
14																																										
15																																										
16																																										
17																																										
18																																										
19																																										
20																																										
21																																										
22																																										
23																																										
24																																										
25																																										
26																																										

※1 健康状態※1…①下痢をしていない、②発熱、腹痛、嘔吐をしていない、③清潔なエプロン・マスク・帽子をつけている、④手はきれいに洗っている
※この調査は、配膳前に学級担任等が実施し記録してください。
　また、下痢、発熱、嘔吐等の症状があり、適切でないと認められる場合は、給食当番を代える等の対応をとってください。

当番の児童と教職員は配膳を始める前に票に記入します。

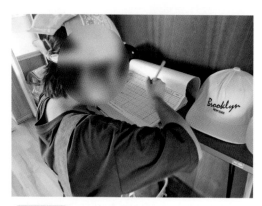

写真3-56　記入中の児童

給食当番リーダーの役割です。エプロン、三
角巾、マスクは必須。

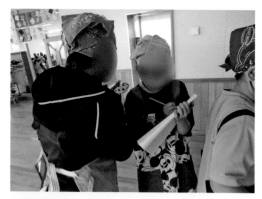

写真3-57　他の当番の児童からも聞き取りし
記入します

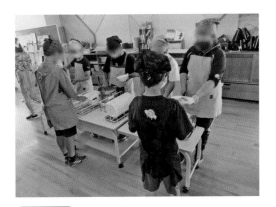

写真3-58　配膳開始

配膳を待つ児童は適度な間隔を取って並びます。コロナ対策のため、教室内ではなく広いスペースのとれる廊下で配膳するようになりました。

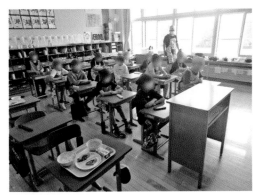

写真3-59　全員が揃うまでマスクは外さず、おしゃべりせずに待っています

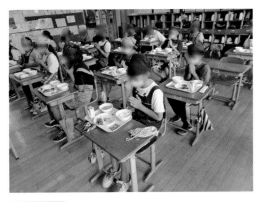

写真3-60　いただきますをした後に

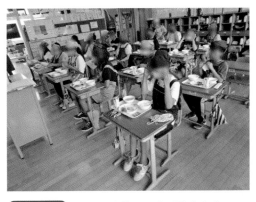

写真3-61　マスクを取って食べ始めます

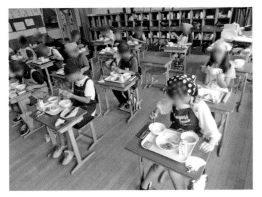

写真3-62　食事中も会話はせず、正面を向いて食べます

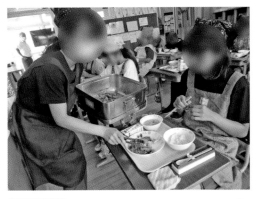

写真3-63　おかわりは、希望者に担任が配膳します。トングやおたま、食器などに手が触れる人数を減らすためです

(5) 教育と環境

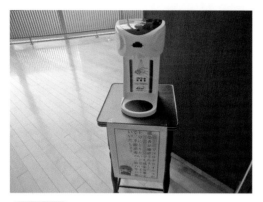

写真3-64　職員・来客者玄関前のアルコール噴霧器

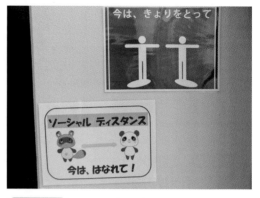

写真3-65　ソーシャルディスタンスの掲示。あちこちに掲げられています

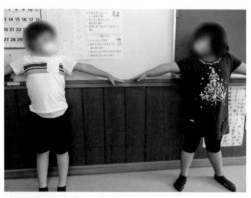

写真3-66　ここの学校ではソーシャルディスタンスを日常から体でとれるようにしています。これは通常のソーシャルディスタンス

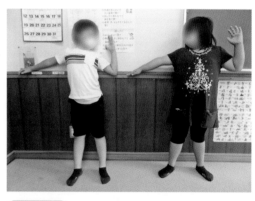

写真3-67　集合時の距離の取り方。狭い場所でも最低この距離は空けるようにしています

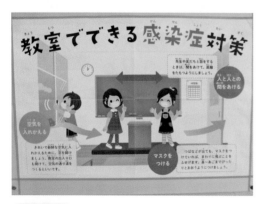

写真3-68　保健室前の掲示

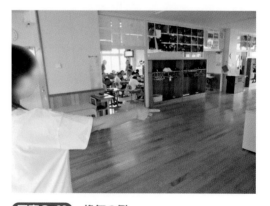

写真3-69　換気の例

教室の入り口は開放してあります。

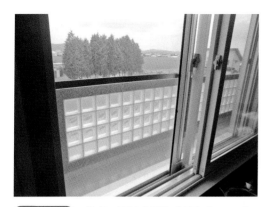

写真3-70　教室の窓は全開も全開にしています。新鮮な空気が常に教室を流れます

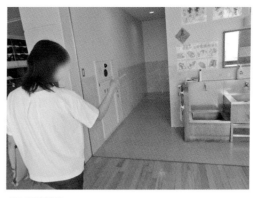

写真3-71　環境チェック

撮影時、養護教諭が各教室を回って健康観察ファイルを回収する際に環境チェックを行っていました。これはハンドソープがちゃんと入っているか確認しているところ。児童の手洗い励行により、ハンドソープの減りが早くなりました。

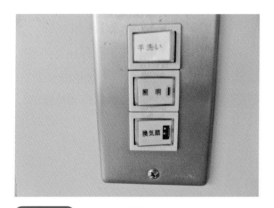

写真3-72　トイレの換気扇も回します

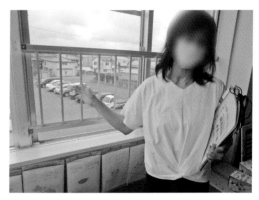

写真3-73　廊下の窓も開放します

第4 文化・スポーツ施設における取組

　不特定多数の人が利用する文化・スポーツ施設はどうでしょう。

　その感染リスクの高さ、クラスター発生時の社会的影響の大きさから、入館人数の制限や施設の一部休止など、オールドノーマルとはかけ離れた窮屈な施設運営を強いられています。

　また、各競技（スポーツ）における対策については、各中央競技団体がガイドラインを作成し、そのガイドラインに沿った形で進められています。

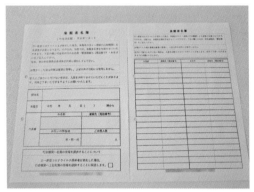

写真3-74 不特定多数の方が来館するため、万が一感染者が出た場合に追跡調査ができるように来館者名簿を作成

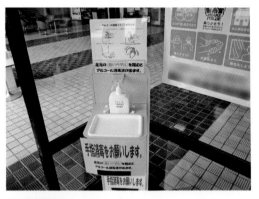

写真3-75 施設の入り口等には、消毒用のアルコールを設置

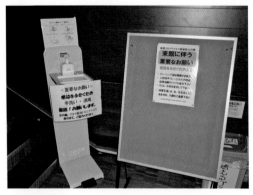

写真3-76 マスクの着用や体調不良の者は利用を控えるよう注意喚起しています

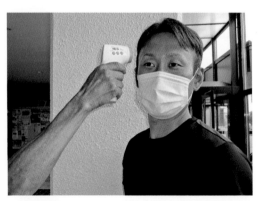

写真3-77 会議や会合の際には、受付時に利用者の検温を行います

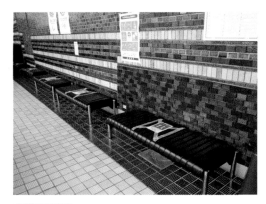

写真3-78　ロビーのベンチ

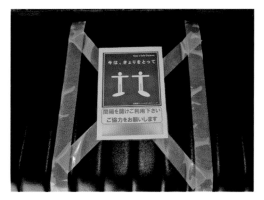

写真3-79　ソーシャルディスタンスを表示しています

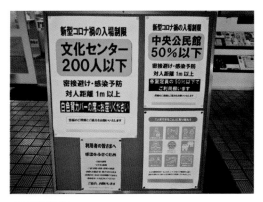

写真3-80　収容可能人数の掲示

本来の収容可能人数を大幅に減らし、ソーシャルディスタンスを保ちながら施設を運営しています。

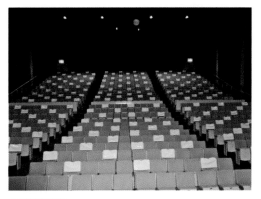

写真3-81　写真の白カバー席のみ使用可能です

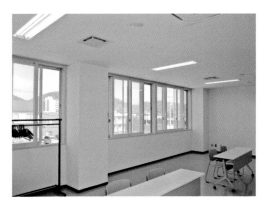

写真3-82　居室使用時は窓を開けて換気しています

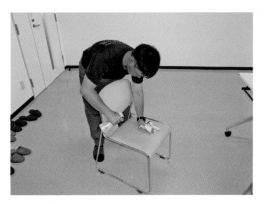

写真3-83　会議終了後はイス・テーブルを全て消毒します

第5 行政機関による取組

　不特定多数の来庁者が訪れる行政機関においても、クラスターの発生が懸念されています。

　行政機関において、受付時に来庁者の個人情報の記載を求めるのは難しいため、マスク着用は当然ながら、手指消毒用アルコールを複数箇所に設置することや、イスやテーブル等の共有物品の使用ごとの消毒、受付カウンターの仕切りにより対応しています。

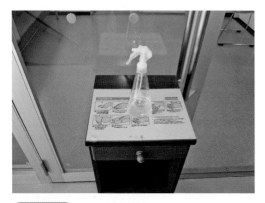

写真3-84　入り口のアルコール消毒

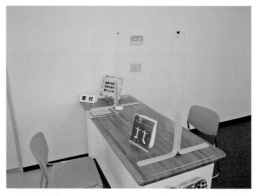

写真3-85　受付のアクリル板遮蔽、ソーシャルディスタンスの表示

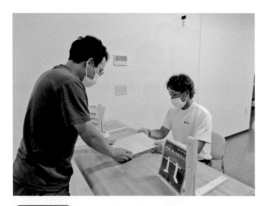

写真3-86　対応時のマスク着用

第4章 新しい生活様式

第1 新型コロナウイルスの感染拡大を防ぐ ライフスタイルとは

(1)　今までの習慣を変化させる

　新型コロナウイルスが世界中で猛威を振るい始めてから、マスクや手洗いなどの個人レベルの対策から、イベントの中止や入場制限など大規模なものまで、様々な対策が求められています。

　現在では、感染症拡大防止対策と日常生活・社会経済活動を両立させていくため、「新たな生活様式」の提案が各方面から発出されています。

　今まで私たちが「普通に」生活していた中ではあたりまえであった生活様式も、今般の新型コロナウイルスの前では感染拡大の要因となる可能性が示唆されるものも多く、行動の一つひとつを見直しながら、「感染しない」「感染させない」生活が必要になっているのです。

(2)　新ライフスタイルの狙い

　単に「外出しない」「複数で集まらない」などの対策だけをとれば、感染者数の抑制に効果はあるかもしれませんが、私たちが社会生活を送る上で、出勤することも、買い物に行くことも必要不可欠なことです。さらに、外界と接する機会をなくすことで、ストレスを感じることも多くなるかもしれませんし、運動不足による健康被害が生じるかもしれません。

　この度の新型コロナウイルスの拡大防止と私たちの生活を両立させるためには、

　　「○○しない・××してはいけない」

という発想よりは、

　　「○○する時は予防策に△△する」

といった方向に思考を向けていかなくてはなりません。

（生活様式の見直し例）

✕	「外出は感染するから危険」	◯	「外出時は必ずマスクを着用する」
✕	「人混みは怖いから買い物できない」	◯	「混雑時を避け、手短にすませる」
✕	「通勤で満員電車に乗るのはしょうがない」	◯	「いつもより早め（遅め）の通勤時間にする」

人との接触を8割減らす、10のポイント

緊急事態宣言の中、誰もが感染するリスク、誰でも感染させるリスクがあります。
新型コロナウイルス感染症から、あなたと身近な人の命を守れるよう、日常生活を見直してみましょう。

1 ビデオ通話で
オンライン帰省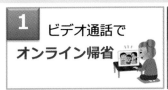

2 スーパーは1人
または少人数で
すいている時間に

3 ジョギングは
少人数で
公園はすいた時間、
場所を選ぶ

4 待てる買い物は
通販で

5 飲み会は
オンラインで

6 診療は**遠隔診療**
定期受診は間隔を調整

7 筋トレやヨガは
自宅で動画を活用

8 飲食は
持ち帰り、
宅配も

9 仕事は**在宅勤務**
通勤は医療・インフラ・
物流など社会機能維持
のために

10 会話は
マスクをつけて

**3つの密を
避けましょう**
1．換気の悪い密閉空間
2．多数が集まる密集場所
3．間近で会話や発声をする密接場面

**手洗い・
咳エチケット・
換気や、健康管理**
も、同様に重要です。

写真4-1 厚生労働省による啓発ポスター

用語集

用語	読み仮名	解説もしくは参照ページ
COVID-19	コビッド・ジュウキュウ	新型コロナウイルス感染症のこと。ウイルス自体はSARS-CoV-2という。
Ct値	シーティーチ	Ct=Threshold cycle。遺伝子が増幅され機械に検出される量になるまでの必要なサイクル（遺伝子を2倍にする操作）数で、元のウイルス量が多いほど小さくなる。
DNA	ディーエヌエー	➡p.12　p.35
ECMO	エクモ	➡p.40
ICU	アイシーユー	➡集中治療室
MERS	マーズ	➡p.13　p.19
N95マスク	エヌキュウジュウゴマスク	➡p.57
PCR	ピーシーアール	➡p.34　p.35
RNA	アールエヌエー	➡p.12　p.13　p.14　p.15　p.35　p.37　p.38
SARS	サーズ	➡p.13　p.19　p.21　p.63　p.64
SARS-CoV-2	サーズ・コビット・ツー	新型コロナウイルスの正式名称。
アビガン	あびがん	➡p.37
アルコール	あるこーる	➡p.26　p.27　p.74
イソプロパノール	いそぷろぱのーる	➡p.26
ウイルス	ういるす	➡p.12
エアゾル	えあぞる	エアロゾルと同義➡p.16
エアロゾル	えあろぞる	➡p.16
エタノール	えたのーる	➡p.77
mRNA	えむあーるえぬえー	➡p.41
エンベロープ	えんべろーぷ	➡p.12　p.14　p.74　p.76　p.77
エンベロープウイルス	えんべろーぷういるす	エンベロープを持つウイルスのこと。コロナウイルスやインフルエンザウイルスが該当する。エンベロープは油であるためアルコールに弱い。
オーバーシュート	おーばーしゅーと	Over Shoot. 感染者の爆発的な増加。元の意味は「行き過ぎる」。
オンライン	おんらいん	On Line. インターネットを介して行う行為。会議など。
咳嗽	がいそう	咳のこと。
癌	がん	自律的に増殖する細胞を腫瘍という。腫瘍のうち遠隔転移を起こす細胞を悪性腫瘍といい、悪性腫瘍のうち上皮性腫瘍を癌という。非上皮性腫瘍は肉腫という。
緊急事態宣言	きんきゅうじたいせんげん	改正新型インフルエンザ対策特別措置法（特措法）に基づく首相が発令する宣言。宣言を出す際には、⑴国民の生命・健康に著しく重大な被害を与える恐れがある、⑵全国的かつ急速なまん延により国民生活・国民経済に甚大な影響を及ぼす、あるいはその恐れがある――の2要素が認められる必要がある。 宣言は、首相が対象地域や期間（延長含めて最長3年）を指定して発令される。対象となった都道府県の知事は、住民に対して外出自粛の要請や、学校等の人が集まる施設の使用の制限、仮設病院を設置するための土地収用等が可能となる。（厚木市ホームページからの引用）
菌血症	きんけつしょう	感染症により血液中に細菌が混入し体内をめぐる状態のこと。症状の有無を問わない。
空気感染	くうきかんせん	➡p.16　p.61
クラスター	くらすたー	Cluster. 1箇所で新型コロナウイルス患者が複数発生すること。厚生労働省では5人以上でクラスターと認定している。

用語	読み仮名	解説もしくは参照ページ
軽症	けいしょう	入院を必要としない感染者。医師が判断する。自覚症状の軽重を問わない。
原因療法	げんいんりょうほう	病気の原因を除去して治療すること。癌に対する手術、細菌感染に対する抗生物質投与がある。
高血圧	こうけつあつ	血圧が高いこと。日本高血圧学会によると高血圧症は収縮期血圧140mmHg以上、または拡張期血圧90mmHg以上とされる。
抗原検査	こうげんけんさ	➡p.34 p.35 p.36
抗体	こうたい	➡p.34 p.36
抗体検査	こうたいけんさ	➡p.34 p.36
ゴーグル	ごーぐる	Goggle. メガネのうち、顔の特に側面に密着するもの。目を保護するために着用する。
呼吸器	こきゅうき	人体で呼吸に携わっている器官。
呼吸不全	こきゅうふぜん	体内に必要なだけの酸素を取り込めない状態のこと、およびそれに伴う症状。
コロナウイルス	ころなういるす	➡p.13 p.14
細胞	さいぼう	生命体の基本単位。細胞質に包まれた原形質の塊であり、原則として自己増殖能を持つ。ウイルスは自己増幅能を持たないため生命体ではないとされる。
酸素飽和度	さんそほうわど	血液中のヘモグロビンがどの程度酸素と結合しているか示す値。指に挟んで測定する経皮的酸素飽和度測定が繁用される。
三密	さんみつ	➡p.46 p.47 p.50 p.52
次亜塩素酸水	じあえんそさんすい	➡p.26 p.77 p.78
次亜塩素酸ナトリウム	じあえんそさんなとりうむ	➡p.26 p.76 p.78
脂質	ししつ	油のこと。エンベロープも脂質でできている。
実効再生産数	じっこうさいせいさんすう	まだ誰も免疫を持っていない状態の集団に一人感染患者がいた場合、その患者が何人へ感染させるかという人数のこと。2なら一人の患者は二人にうつすため患者数は増えていく。
重症	じゅうしょう	ICU（集中治療室）での治療を必要とする感染者。
重症急性呼吸器症候群	じゅうしょうきゅうせいこきゅうきしょうこうぐん	SARSのこと➡p.13
終息宣言	しゅうそくせんげん	ある地域において新たな患者が発生していない状態が一定期間続くことで、これ以降その地域での新たな患者発生が起きないと宣言すること。
重篤	じゅうとく	ECMOを必要とする感染者。厚生労働省では「重篤」という区分はない。
上気道	じょうきどう	呼吸に関係する器官のうち、声帯から上の部分、鼻、口、咽頭、喉頭を指す。
脂溶性	しようせい	「油に溶ける」という意味。
ショック	しょっく	Shock. 体に必要なだけの血液が回らず症状を呈すること。血圧が低下し、それにより顔面蒼白、冷感、脈拍触知困難などを示す。
新型コロナウイルス	しんがたころなういるす	2019年に中国武漢市で感染が確認されたコロナウイルスのこと。ウイルス自身の学名はSARS-CoV-2、このウイルスによる感染症はCOVID-19と名付けられた。

用語	読み仮名	解説もしくは参照ページ
人工呼吸	じんこうこきゅう	肺に外から空気などを吹き込むことで体の酸素化を行う行為。口対口やマスクを使った人工呼吸がある。
浸潤影	しんじゅんえい	肺のレントゲン写真で、真っ白く見えること。すりガラス陰影との違いは、浸潤影では真っ白くなって内部の構造物が見えないのに対して、すりガラス陰影ではうっすら白いが内部に構造物が観察できる。
心肺蘇生	しんぱいそせい	心臓と肺の働きが停止しているときにそれらの働きを補うこと。人工呼吸と胸骨圧迫（心臓マッサージ）を組み合わせて行う。
心不全	しんふぜん	心臓の働きが弱って人体に必要な血液量を循環させられないこと。またはそれによる症状。
垂直感染	すいちょくかんせん	妊娠中もしくは出産時に母親から胎児に感染すること。
すりガラス陰影	すりがらすいんえい	肺のレントゲン写真で、すりガラスのようにうっすらと一様に白く見えること。
咳エチケット	せきえちけっと	咳をする時に行うべき行動のこと。相手に背中を向け咳をする、袖で口を覆うなど。
接触感染	せっしょくかんせん	➡p.16　p.54　p.61　p.62　p.66　p.71
線毛	せんもう	細胞の表面に見られる小さな突起状の構造物のこと。線毛を持つ細胞を線毛細胞といい、気管の表面を覆っている。
ソーシャルディスタンス	そーしゃるでぃすたんす	➡p.16　p.20　p.47　p.48
ソーシャルディスタンシング	そーしゃるでぃすたんしんぐ	➡p.48　p.49
対症療法	たいしょうりょうほう	出た症状に対してその症状を和らげるために治療を行うこと。対比として原因療法があり、これは病気の原因を取り除く治療を行うこと。
多臓器不全	たぞうきふぜん	複数の臓器の働きが極度に低下すること。
チアノーゼ	ちあのーぜ	Cyanosis. 体に酸素が不足することで、皮膚が紫色になること。唇や指先で観察されやすい。
中東呼吸器症候群	ちゅうとうこきゅうきしょうこうぐん	MERSのこと➡p.13
中等症	ちゅうとうしょう	酸素投与を必要とする感染者。
デオキシリボ核酸	でおきしりぼかくさん	DNAこと。➡p.12　p.41
テレワーク	てれわーく	「Tele＝離れている」「Work＝労働」を組み合わせた言葉。インターネットなどを利用して、時間や場所の制約を受けずに働く形態を指す。
糖尿病	とうにょうびょう	体が必要とするインスリンを膵臓が供給できない疾患。インスリン分泌の絶対量が減少・廃絶する１型糖尿病と、インスリンの感受性が低下する２型糖尿病がある。
突然変異	とつぜんへんい	遺伝子配列が何らかの原因で元の遺伝子と異なってしまうこと。
濃厚接触	のうこうせっしょく	➡p.20　p.43　p.44
ノンエンベロープウイルス	のんえんべろーぷういるす	エンベロープを持たないウイルスのこと。ノロウイルスなどが該当する。アルコールの効きが弱くなるため次亜塩素酸ナトリウムが消毒に使われる。
敗血症	はいけつしょう	菌血症により症状を示すこと。重症なショック状態となり致死率も高い。
白血球	はっけっきゅう	血液細胞の一種。免疫を担当する。単球（マクロファージ）、リンパ球、好中球、好酸球、好塩基球の５種類に分けられる。

用語	読み仮名	解説もしくは参照ページ
パルスオキシメータ	ぱるすおきしめーた	「pulse＝脈」「oxy＝酸素」「meter＝メーター」経皮的酸素飽和度を測定する機械。
パンデミック	ぱんでみっく	Pandemic。広範囲に及ぶ流行病のこと。
ピークアウト	ぴーくあうと	Peak out. ピークを過ぎること。感染者数が減少に転じること。
飛沫感染	ひまつかんせん	➡p.16　p.48　p.54　p.61　p.62　p.66
不活化	ふかつか	本来の働きを失わせること。特にウイルスについて感染力や毒性を失わせることを言う。新型コロナウイルスの場合は92℃で15分間加熱する事で不活化する。
武漢	ぶかん	中国中部、湖北省の東部に位置する都市。面積8569平方キロメートル、人口1,089万人。
変異	へんい	遺伝子の配列が変化すること。新たな性質を獲得するきっかけとなる。
マイクロ飛沫感染	まいくろひまつかんせん	エアゾル、エアロゾルと同義➡p.16
無症候性キャリア	むしょうこうせいきゃりあ	感染しているのに症状が出ない人のこと。病原体を持ち運んでいるのでキャリアと言われる。
免疫	めんえき	病原体から自己を守る仕組みのこと。
リボ核酸	りぼかくさん	RNA。➡p.12　p.41
リンパ球	りんぱきゅう	白血球の一種。免疫グロブリンによる免疫を担当する。
ロックダウン	ろっくだうん	都市封鎖。人々の外出などの行動を制限すること。日本では法律のためロックダウンできず、行動制限のお願いをするだけである。
ワクチン	わくちん	➡p.19　p.41　p.42

おわりに

　私の親類で、2020年3月以来、新型コロナウイルスが怖いから外出しなくなったという人がいます。喘息がありステロイドが欠かせない人です。

　親類の居住する場所は感染地域ではないからと説明しても病院に行く以外には家から出ようとしません。高齢で定期的な運動が欠かせないのに、ずっと閉じこもったままです。新型コロナが流行していると言っても、感染者数は16万人余り、日本の総人口のいずれか0.1％、死者数に至っては2,000人余りに過ぎません。親類は確かに新型コロナウイルスに感染すると、重篤化する可能性はあるのですが、今のまま引きこもり生活を続けている方が体力低下や認知症発症などの悪影響がありそうです。これも正しい知識を得ようとせず、闇雲に新型コロナウイルスを恐れているためです。読者の皆様にはこの本で新型コロナウイルスの正しい知識を得て、正しく恐れるようにしてください。

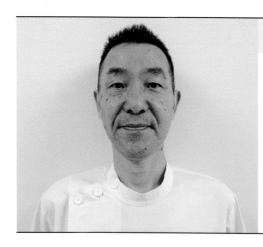

玉川　進 (たまかわ すすむ)

昭和37年2月20日生まれ

出身　北海道中川郡美深町

医師国家試験合格　昭和61年

所属　独立行政法人 国立病院機構 旭川医療センター
　　　　（臨床検査科部長）

資格　医師、医学博士

趣味　仕事

著者紹介

山内 正彦 （やまうち まさひこ）

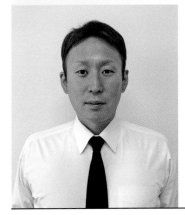

昭和59年10月22日生
出身　北海道留萌市
拝命　平成15年4月1日
所属　留萌消防組合消防本部
　　　　（総務課庶務係長）
階級　消防司令補
趣味　登山、自転車、読書

「正しく恐れる」。新型コロナウイルス対策は、まさにこの一言に尽きると思います。

手洗いやソーシャルディスタンスなど、一人ひとりの行動と心掛けが大切です。

新型コロナウイルスにより亡くなられた方々に哀悼の意を表するとともに1日も早く収束する事を願っています。

青木 信也 （あおき しんや）

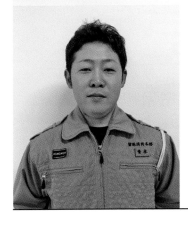

昭和60年10月31日生
出身　北海道苫前郡苫前町字古
　　　　丹別
拝命　平成19年4月1日
所属　留萌消防組合留萌消防署
　　　　（庶務係主任）
階級　消防士長
趣味　野球、家庭菜園、ＤＩＹ

新型コロナウイルスの脅威は未だ続いています。一人ひとりの感染予防に対する意識をしっかり持つことで、通常の生活を取り戻すことができると思います。この本がその対策の1文献として参考となれば幸いです。

新型コロナウイルスに怯える事のない日常が1日でも早く来ることを願っています。

網谷 早翔 （あみや はやと）

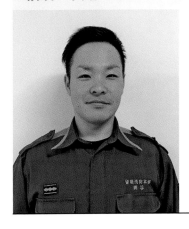

昭和62年6月14日生
出身　北海道留萌市
拝命　平成18年4月1日
所属　留萌消防組合消防本部
　　　　（総務課庶務係主任）
階級　消防士長
趣味　ワークアウト、料理、野球

新型コロナウイルスが世界中に脅威をもたらし始めて一年、感染拡大を抑止するため、人と人との関わり方やライフスタイルなど、社会全体、さらには個人生活様式の在り方が問われています。

平穏な日常を一日でも早く取り戻すための参考資料として、本書が多くの方に広くご活用いただければ幸いです。

新型コロナ対策 Book ウイルスの知識と感染予防対策	定価1,540円 （本体1,400円＋税10％）

著　者　玉川　進（国立病院機構旭川医療センター）
　　　　留萌消防組合消防本部

発　行　令和3年1月30日（初版）

発行者　株式会社　近 代 消 防 社
　　　　　　　　三井　栄志

発行所

近 代 消 防 社

〒105-0021　東京都港区東新橋1丁目1番19号
　　　　　　　　　　　（ヤクルト本社ビル内）

TEL　（03）5962－8831㈹
FAX　（03）5962－8835
URL　https://www.ff-inc.ne.jp

〈振替　東京00180-6-461　　00180-5-1185〉

ISBN978-4-421-00945-3〈乱丁・落丁の場合はお取替え致します。〉2021C